常见损容性皮肤病诊疗新技术

郝江华 编著

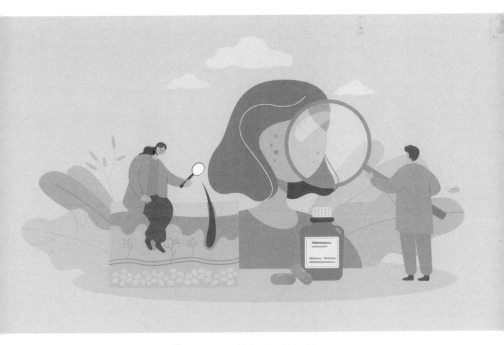

甘肃科学技术出版社

图书在版编目（ＣＩＰ）数据

常见损容性皮肤病诊疗新技术 / 郝江华编著 . -- 兰
州：甘肃科学技术出版社，2023.6
ISBN 978-7-5424-3080-9

Ⅰ.①常… Ⅱ.①郝… Ⅲ.①皮肤病－诊疗②皮肤－
美容术 Ⅳ.① R751 ② R622

中国国家版本馆CIP数据核字(2023)第 100496 号

常见损容性皮肤病诊疗新技术

郝江华　编著

责任编辑　陈学祥
封面设计　麦朵设计

出　版　甘肃科学技术出版社
社　址　兰州市城关区曹家巷 1 号　　730030
电　话　0931-2131572（编辑部）　　0931-8773237（发行部）

发　行　甘肃科学技术出版社　　印　刷　甘肃兴方正彩色数码快印有限公司
开　本　880 毫米 ×1230 毫米　1/ 32　印　张　7.5　插页　2　字　数　186 千
版　次　2023 年 6 月第 1 版
印　次　2023 年 6 月第 1 次印刷
印　数　1 ～ 2 000
书　号　ISBN 978-7-5424-3080-9　　定　价　89.00 元

前　言

　　随着科学技术的不断发展，人们在享受丰富的物质文化生活的同时，也开始追求精神生活。人们更注重仪表、注重颜值，各种各样、五花八门的护肤美容产品和方法应运而生。生活压力、环境污染、不正确的护肤美容导致痤疮、玫瑰痤疮、白癜风等发生在头面部等暴露部位的损容性皮肤病发病率呈逐年增高趋势。因此，如何尽量减少以及如何快速治愈此类疾病已经成为近些年来皮肤科医生关注的热点问题。

　　损容性皮肤病主要发生在面颈部等暴露部位，严重损害患者的容貌，影响患者的日常生活与社交活动，而且此类疾病往往易反复发作、病程长、治疗周期长，患者依从性较差，丧失信心，甚至发展为抑郁症和焦虑症。传统治疗多通过口服药和外用药物治疗，治疗过程长，疗效较差，长期使用易出现全身不良反应。近些年来，激光、光电等新技术越来越多地被应用到皮肤科治疗中，疗效快、副作用少，作为药物的辅助治疗可以减少药物的剂量和使用时间，大大减少了药物带来的并发症。在基层医院，损容性皮肤病诊疗还不够规范，治疗手段相对比较单一，基于这种情况，笔者通过查阅大量文献，结合自己多年的临床经验，用简单易懂的理论编写了这本书籍。希望能够为基层皮肤科医生和规培医生在此类疾病诊治中提供一些帮助。

　　本书一共包括四篇内容：第一篇简要介绍皮肤病基础知识，包括皮肤基本结构与功能、皮肤病诊断和治疗学基础。第二篇介绍皮肤病诊疗新技术，包括皮肤无创检测新技术、皮肤病治疗新技术、医用护肤品基础。第三篇介绍常见损容性皮肤病诊疗新技术，包括皮肤屏障功能受损、皮肤敏感综合征、玫瑰痤疮、痤疮、激素依赖性皮炎、脂溢性皮炎、颜面再发性皮炎、黄褐斑、白癜风、雄激素性脱发、斑秃等疾病诊疗新技术。第四篇介绍常用皮肤美容治疗新技术，包括：皮肤暗沉、毛孔粗大、皮肤干燥、皮肤皱纹、皮肤松弛治疗简介。

　　皮肤美容医学具有广阔的发展前景。本书编写宗旨为常用、实用、通俗易懂，收集了大量新技术、新方法，希望为皮肤科治疗提供更多、更新的思路和方法。此外，需感谢兰州大学第一附属医院皮肤科高军主任对我的支持和指导！因本人专业水平有限，书中一些观点可能不够准确，敬请同行批评指正，我将虚心更正。

编者

2023.3.31

目　录

第一篇

皮肤病基础知识

第一章　皮肤基本结构与功能

皮肤是人体最大的器官，成年人的皮肤总面积1.5～2.0㎡，厚度0.5～4.0mm。通常女性比男性皮肤薄，婴幼儿比成年人皮肤薄；皮肤最薄的部位是眼睑，最厚的部位是手掌和足底。

一、皮肤的基本结构

皮肤由外到内分为表皮层、真皮层和皮下组织，并含有皮脂腺、汗腺、指趾甲等附属器官，以及神经、血管、淋巴管和肌肉等组织。见图1-1。

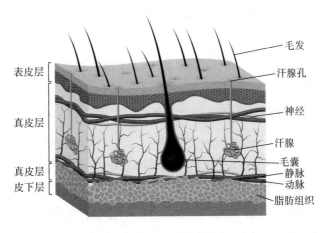

图1-1　皮肤结构图

（一）表皮层

厚度0.07～2mm，表皮层内无血管，有丰富的神经末梢，可感知各种感觉。主要由角质形成细胞、黑素细胞、朗格汉斯细胞和Merkel细胞等构成。

1.角质形成细胞：是构成表皮层主要细胞，数量占表皮细胞80%以上。根据其不同分化阶段特点由外往内可分为5层：角质层、透明层（仅存于手掌和足掌等表皮内）、颗粒层、棘层以及基底层。基底层与真皮乳头层之间由基底膜带连接。见图1-2。

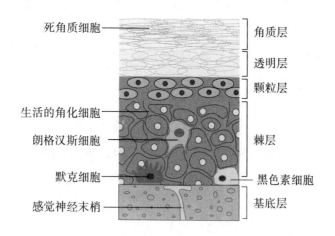

死角质细胞 —— 角质层

透明层

颗粒层

生活的角化细胞 ——

朗格汉斯细胞 —— 棘层

默克细胞 —— 黑色素细胞

感觉神经末梢 —— 基底层

图1-2 表皮层结构图

（1）角质层：位于表皮最外层，主要由排列紧密的4～8层失去活性的角化细胞组成，内含角蛋白。厚度为10～40μm，部位不同，角质层的厚度也不同。眼睑最薄，手掌和足掌最厚。

功能：角质层具有保护作用，防止体内水分蒸发；同时角蛋白的吸水作用能从外界吸收水分，保持皮肤湿润状态；致密的角质层可以将部分紫外线、微生物及一些化学有害物质抵挡在皮肤外，防止这些有害因素进入体内。

（2）透明层：仅见于手掌、足底等皮肤较厚部位。位于角质层和颗粒层之间，由2~3层扁平、无色、透明状死细胞组成，内部含有角母蛋白。

功能：缓冲外界物理刺激（如摩擦、冲撞等）；抵御微生物及化学性物质进入皮肤内；防止体内水分、电解质丢失。

（3）颗粒层：由2~3层与皮肤表面平行排列的梭形细胞组成。

功能：能够折射日光中的紫外线，减少紫外线进入体内；防止体内水分流失；阻止感染细菌及有害物质进入体内。

（4）棘层：由4~8层带棘突的多角形细胞构成，是表皮中最厚一层，相邻的棘细胞以桥粒相接。

功能：帮助输送营养和氧气；参与细胞增殖与修复；内含大量的营养液和淋巴液，是表皮的营养层和免疫层；含有密集的神经纤维，可以对外界刺激产生各种感觉。

（5）基底层：位于表皮的最深处，又称为生发层。由一层排列成栅栏状基底细胞和色素细胞构成。

功能：基底细胞通过分裂、增殖并向上移行，起到表皮再生的作用。色素细胞能够分泌色素颗粒，产生黑色素，吸收紫外线。

2.黑素细胞：起源于外胚层的神经嵴，位于表皮基底层，黑素细胞分布于几乎所有人体组织内，但在表皮、毛囊、视网膜色素上皮等处最多，其数量与年龄、部位有关，而与人种、性别等无关。黑素细胞胞质内含有黑素小体，黑素小体内含有酪氨酸酶，是合成黑素的场所。黑素具有阻挡和反射紫外线作用，防止皮肤及皮下组织遭受紫外线辐射损伤。

3.朗格汉斯细胞：数量为表皮细胞的3%~5%，起源于骨髓中单核-巨噬细胞，其在表皮中形成免疫活性细胞。

4.Merkel细胞：主要位于基底层细胞之间。

（二）真皮层

真皮是位于表皮之下，与表皮层成波浪状连接。厚度是表皮的7～10倍。主要由纤维结缔组织、基质和细胞构成。此外，还含有丰富的汗腺、皮脂腺、毛囊、血管、淋巴管及神经等。见图1-3。

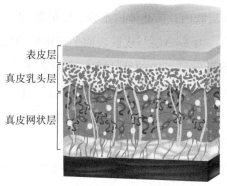

表皮层

真皮乳头层

真皮网状层

图1-3 真皮层结构图

1.真皮层的构成。

（1）纤维结缔组织：包括以下三种。

①胶原纤维：又称为胶原蛋白，是真皮中含量最多的结缔组织。目前认为，胶原纤维与皮肤老化关系最为密切。

②网状纤维：是新生的未成熟的胶原纤维。在正常成人皮肤中，网状纤维稀少，主要存在于血管、腺体、毛囊及神经周围，呈网状排列。在创伤愈合时网状纤维可以大量增生。

③弹力纤维：主要与皮肤弹性密切相关。可使牵拉后变形的胶原纤维恢复原状，使皮肤具有弹性。

（2）基质：是充满于胶原纤维之间的无定型物质，主要成分有透明质酸和黏多糖，在正常皮肤中基质含量很少，但其含水量占皮肤组织内水分的60%，是保持皮肤内水分的重要成分，也是皮肤代谢场所。因此在皮肤抗老化方面具有重要作用。

（3）细胞：真皮中含有成纤维细胞、肥大细胞、淋巴细胞、朗格汉斯细胞、噬黑素细胞等。成纤维细胞能够产生结缔组织和基质；肥大细胞、淋巴细胞、朗格汉斯细胞等能吞噬和清除体内的病原体及异物，具有免疫能力。

2.真皮层可分为两层：乳头层和网状层。

（1）乳头层：位于真皮浅层，由真皮浅层结缔组织形成乳头状突起，伸入表皮基底层。内部含有大量毛细血管网为表皮提供营养物质，以及运输代谢物。此外还含有丰富的感觉神经末梢，感受来自体内和外界刺激，产生各种感觉。

（2）网状层：位于真皮的深层，由胶原纤维和弹性纤维组成。

功能：加大皮肤弹性和韧性；此层含有丰富的血管、神经、腺体以及淋巴管、淋巴液等。

（三）皮下组织

位于真皮下方，由大量的脂肪组织和少量结缔组织以及丰富的小血管、淋巴管及神经网构成。

功能：具有储存能量、维持体温、缓冲机械压力等作用。

（四）皮肤附属器官

包括汗腺、皮脂腺、毛发和指甲。见图1-4。

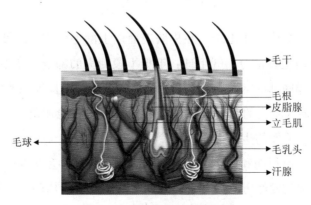

图1-4　皮肤附属器官结构图

1.汗腺：分大汗腺和小汗腺两种。

（1）大汗腺：主要分布于腋窝、乳晕、外耳道、外阴和肛周等部位。由腺体和开口于毛囊的导管构成。

功能：排泄代谢物质。青春期大汗腺开始分泌旺盛，分泌物经细菌分解可以产生异味。

（2）小汗腺：除唇部、阴蒂、包皮内侧及龟头外，遍布全身。由腺体和开口于毛囊的导管构成。

功能：分泌汗液，滋润皮肤，调节体温以及排泄代谢废物等。

2.皮脂腺：除手足掌部外几乎遍及全身，以头面部和胸背部等处最多。青春期以后皮脂腺分泌旺盛。

功能：①可以分泌皮脂，在皮肤和毛发上形成一层弱酸性保护膜（皮脂膜），滋润皮肤和毛发，防止干燥。②皮脂膜具有抗菌功能，抑制皮肤上的微生物生长。当各种因素导致皮脂膜被破坏后，细菌等微生物可进入皮肤，引发感染和炎症。③皮脂膜可以防止皮肤中水分流失，具有锁水功能。

3.毛发：主要成分是角蛋白。可分为长毛（头发、阴毛、腋毛）、短毛（眉毛、睫毛、鼻毛）、毫毛（手足掌面和趾末节外，遍布全身）。

（1）结构。①毛干：在皮肤表面以上的毛发部分。②毛根：在毛囊内毛发部分。③毛球：毛根下段膨大的部分。④毛乳头：突入毛球底部的部分。内含丰富的血管和神经，保证毛发的营养输入和新生毛发的生成。若毛乳头萎缩，毛发就会脱落。

（2）毛发的生长周期。毛发呈周期性地生长与脱落，可分为生长期、退行期和休止期3个阶段。不同类型的毛发生长周期不同。通常头发经历5～7年的生长期后，进入2～4周的退行期，然后进入数个月的休止期，最后脱落。此后，再次进入新的生长期，周而复始。所以平时有少量头发脱落属于正常的生理现象。

4.指（趾）甲：覆盖在指趾末端，主要成分是角蛋白。由甲板和甲根构成，主要起保护指（趾）端作用。

二、皮肤的主要功能

（一）保护功能

1.保护内部组织：阻挡过多紫外线、化学物质等进入体内。

2.阻止体内水分蒸发和体外水分渗入体内。

3.表皮中的神经末梢能够感受各种外界刺激，避免皮肤进一步受到伤害。

4.皮脂膜具有抗菌杀菌作用。

（二）调节体温功能

当外界的温度发生变化时，皮肤可通过血管调节和汗腺蒸发调节体温变化，从而保持正常体温。

（三）感觉功能

皮肤内含有丰富的神经末梢，可感知各种内外刺激，产生相应的感觉。

（四）分泌与排泄功能

皮脂腺可分泌皮脂，皮脂在表皮形成皮脂膜，起到滋润和保护皮肤、毛发作用；汗腺可分泌汗液，排出体内尿酸、尿素等代谢废物。

（五）呼吸功能

皮肤通过汗孔、毛孔进行呼吸，吸收空气中氧气，同时排出体内二氧化碳。

（六）吸收功能

角质细胞吸收小分子的营养物；毛孔、汗孔可吸收少量大分子和水溶性物质；少量营养物质可通过表皮细胞间隙渗入真皮内。

第二章　皮肤病的临床表现

皮肤病的临床表现包括症状和体征，是各种皮肤病诊断、鉴别诊断以及病情评估的主要依据。

一、症状

症状是指患者的主观感觉，包括疼痛、瘙痒、烧灼、麻木感等不适感觉。

二、体征

体征通过视觉和触觉检查出来的皮肤损害（简称皮损），是对皮肤病进行诊断和鉴别诊断的客观依据。根据皮损发生的时间和机制，可分为原发性皮损和继发性皮损。

（一）原发性皮损

由于皮肤组织病理改变而产生的皮肤损害。

1.斑疹：局限性皮肤黏膜颜色改变。皮损与周围皮肤齐平，无隆起或凹陷。大小、形状不一，直径在2cm以下为斑疹，2cm以上为斑片。依据形成机制和特征不同可表现为炎症性红斑、非炎症性红斑、出血性红斑、色素减退或脱失斑、色素沉着斑等。

炎症性红斑由皮肤局部毛细血管扩张、血管内充血所致，压迫可褪色（如丹毒）；非炎症性红斑可因局部皮肤血管发育畸形所致（如鲜红斑痣）；出血性红斑是因局部皮肤毛细血管破裂，导致血管内红细胞外渗到真皮内所致（如过敏性紫癜），压迫不褪色。直径小于2mm出血性红斑称为瘀点，大于2mm称为瘀斑。表皮细胞中色素增加形成色素沉着斑（如黄褐斑、炎症后色素沉着等）；表皮细胞中色素减少或消失形成色素减退或脱失斑（如白癜风）。

2.丘疹：为直径小于1cm、充实性、浅表隆起于皮面的局限性皮损。其形成原因包括表皮或真皮浅层细胞增殖、炎细胞浸润或代谢产物堆积。

斑丘疹形态介于斑疹与丘疹之间。丘疱疹是丘疹顶部有小水疱；丘脓疱疹是丘疹顶部有小脓疱。

3.斑块：多因丘疹扩大或融合形成。为直径大于1cm、顶端较平、浅表性隆起。常见银屑病皮损。

4.风团：因真皮层毛细血管扩张、血浆外渗进入组织所致。表现为大小不一、红色或白色、形状不规则隆起性皮损，皮损是暂时性的，发生快，消退亦快，皮损消退后不会留下任何痕迹。常见于荨麻疹皮损。

5.水疱和大疱：可直接发生，或由丘疹转变而来。表现为局限性、高出皮面、内含液体的腔隙性皮损，直径小于1cm称为水疱；大于1cm的水疱则为大疱；内容物为血液称为血疱。水疱的位置可在角质层下、表皮内或表皮下。疱壁可紧张或松弛。

6.脓疱：为局限性、隆起于皮面、内容物为脓液的腔隙性皮损，可由细菌感染或非感染性炎症引起。

7.结节：可由炎性浸润或代谢产物沉积所致。表现为圆形或椭圆形，可隆起或不隆起于皮面的局限性、实质性皮损。位置可深达真皮或皮下，需通过触诊方可查出，触诊时可有一定硬度或浸润感。结节可自行吸收消退，或因感染等原因被破坏后形成溃疡，愈后遗留瘢痕。

8.囊肿：为呈圆形或椭圆形、隆起于皮面或仅可触及、含有液态、半固态内容物或细胞成分的囊性皮损。可单发或者多发，大小不等。通常位于真皮或更深位置，触之可有弹性。

（二）继发皮损

是由原发性皮损发展而来，搔抓、治疗不当也可以发生。

1.糜烂：表皮或黏膜上皮脱落形成的局限性湿润创面，损害较表浅，没有突破基底膜。通常愈合较快且不留瘢痕。常由水疱、脓疱破裂后表皮脱落所致。

2.溃疡：皮肤或黏膜深达真皮或更深位置缺损形成的局限性创面，基底层常被破坏，愈合较慢且可留下瘢痕。

3.鳞屑：角质层细胞因角化过度或角化不全过早脱落而成。鳞屑的大小、形状、厚薄不一。

4.浸渍：由于皮肤长时间处于浸水或潮湿环境中，皮肤角质层含水量增多导致皮损变软、发白、表面皱褶，容易继发糜烂和继发。

5.皲裂：因皮肤弹性减弱，导致可深达真皮的线状皮肤裂口。

6.瘢痕：真皮深层组织损伤后，由局部真皮内结缔组织增生后形成。皮损表面无皮纹及毛发。常见萎缩性瘢痕和增生性瘢痕。

7.萎缩：为皮肤退行性变。表皮细胞数目减少可导致表皮结构改变，表现为皮肤变薄，伴有表面羊皮纸样细皱纹；真皮结缔组织减少导致真皮萎缩，表现为局部皮肤凹陷，但表皮纹理可正常，毛发可变细或消失；皮下脂肪组织萎缩表现为较深的凹陷。

8.痂：由创面上的渗液、脱落组织、细菌等混合物凝结而成。

9.抓痕：因剧烈搔抓或摩擦导致表皮至真皮浅层剥脱，所形成的线状或点状缺损。

10.苔藓样变：因皮肤慢性炎症或长期搔抓、摩擦导致局部皮肤粗糙增厚，表现为局部皮肤皮沟加深，皮嵴隆起，似皮革样变。

第三章 皮肤病的诊断学基础

皮肤病诊断需要依靠患者病史、临床表现及实验室检查进行综合分析。

一、病史

（一）一般资料
包括患者的性别、年龄、民族、职业、婚姻状况等。

（二）主诉
包括发病时间、发病部位及主要主观症状。

（三）现病史
包括患者从发病到就诊时疾病发生、发展以及病情演变过程；曾经接受过的治疗与疗效等信息。

（四）既往史
患者曾经所患过的疾病相关信息，以及药物或其他物质过敏史。

（五）个人史
包括患者的日常生活、饮食习惯以及生育等状况。

（六）家族史
家族中有无类似疾病患者，有无其他遗传性疾病史，有无近亲结婚情况等。

二、体格检查

（一）视诊

包括皮损的性质（区分原发性和继发性皮损）、大小和数目、颜色、界限及边缘、形状、表面、基底、内容物、排列、部位和分布。

（二）触诊

通过触摸皮损，感知皮损的温度、湿度、硬度、移动度以及有无触痛等。

（三）其他特殊手段

1.玻片压诊：可以区分充血性红斑和出血性红斑。

2.鳞屑刮除法：刮除皮损表面鳞屑后，可观察皮损表面情况。

3.皮肤划痕试验：荨麻疹患者可表现为阳性。

三、皮肤科常用实验室技术

（一）免疫病理检查

用于结缔组织病、大疱性皮肤病、皮肤肿瘤以及某些感染性皮肤病的诊断和鉴别诊断。

1.直接免疫荧光法：检测病变组织中的自身抗体和补体。

2.间接免疫荧光法：检测血清中的自身抗体。

3.免疫酶标记法：与间接免疫荧光法机理相似。

（二）真菌检查

用于检测毛发、甲及皮屑中浅部真菌。包括直接涂片、真菌培养、组织切片染色等方法。

（三）变应原检测

用于检测导致患者过敏性疾病的致敏物质。包括体外斑贴试验和皮内试验。

第四章　皮肤病治疗学基础

皮肤病治疗主要包括药物治疗、光电等物理治疗、化学治疗以及皮肤外科治疗等。

一、药物治疗

（一）内用药物治疗

1.抗组胺药。依据竞争受体不同，可将抗组胺药分为H_1受体拮抗剂与H_2受体拮抗剂。

（1）H_1受体拮抗剂：H_1受体多分布于皮肤、黏膜及血管中。H_1受体拮抗剂可与组胺竞争结合H_1受体，抑制组胺引起的皮肤水肿、呼吸道分泌物增多等过敏反应。根据其对血脑屏障通透性不同将H_1受体拮抗剂分为第一代和第二代。第一代H_1受体拮抗剂易透过血-脑脊液屏障，中枢镇静作用强，常表现头晕、困倦、乏力等。此外还具有抗胆碱能作用，导致黏膜干燥、尿潴留、视物模糊等。因此，高空作业者、驾驶员、前列腺肥大及青光眼患者需慎用。第二代H_1受体拮抗剂不易透过血-脑脊液屏障，中枢镇静作用小，无或仅有轻微头晕、嗜睡、疲乏。同时抗胆碱能作用小，药效维持时间较长，高空作业者、驾驶员、前列腺肥大及青光眼患者可服用。见表1-1。

表 1-1　H_1 受体拮抗剂分代与特点

分代	药物	特点
第1代镇静性抗组胺药	氯苯那敏、溴苯那敏、右氯苯那敏、苯海拉明、茶苯海明、氯马斯汀、多西拉敏、酮替芬、赛庚啶、羟嗪、去氯羟嗪、曲普利啶、美喹他嗪、新安替根、异丙嗪、多塞平等	1. 第1代抗组胺药受体选择性较差，可抗组胺、抗胆碱能、抗5-羟色胺、抗多巴胺等，半衰期短 2. 具有亲脂性，易透过血脑屏障，可产生中枢抑制如镇静、嗜睡等，及对认知功能的潜在影响 3. 因有一定程度的抗胆碱作用，有助于减少鼻咽分泌物、减轻咳嗽症状 4. 抗胆碱能、抗5-羟色胺、抗多巴胺等效应可能会引起尿潴留、心律失常、体位性低血压、心动过缓、散瞳等症状
第2代抗组胺药	西替利嗪（哌嗪类）、氯雷他定、氮䓬斯汀、依巴斯汀、奥洛他定、卢帕他定（哌啶类）等	1. 第2代抗组胺药受体选择性和特异性强，还具有抗炎作用 2. 血脑屏障的穿透性低，且可被血脑屏障内皮细胞的P糖蛋白清除，其中枢抑制作用、对认知能力的影响较第1代抗组胺药显著减轻 3. 无抗胆碱的作用，不能镇咳，不推荐用于感冒 4. 多数需经肝脏代谢成活性成分而发挥药理作用。氯雷他定通过 CYP3A4 和 CYP2D6 双通道代谢
第2代新型抗组胺药	左西替利嗪、地氯雷他定、枸地氯雷他定、非索非那定等	1. 为第2代抗组胺药的衍生物或代谢产物，具有抗过敏、抗炎作用。与第2代抗组胺药相比，具有口服吸收更快、起效更快、作用更持久、代谢率更低、不良反应更少等优势。 2. 该类药一般不是肝酶的底物，与肝酶抑制剂相互作用少。

（2）H_2 受体拮抗剂：H_2 受体主要分布于消化道黏膜上，与 H_2 受体结合可对抗组胺引起的胃液分泌增多和血压下降。主要用于

治疗慢性荨麻疹。不良反应有头晕、头痛、血清转氨酶升高等。常用药物有西米替丁和雷尼替丁。

2.糖皮质激素。具有抗炎、抗过敏、免疫抑制、抗增生等多种作用。

（1）分类：依据血浆半衰期和作用持续时间不同可分为短效、中效、长效3种。见表1-2。

表1-2　糖皮质激素分类

类别	药物	等效剂量（mg）	抗炎强度	血浆半衰期（min）	生物半衰期（h）	受体亲和力	滞钠作用	HPA轴抑制时间（d）	与蛋白的亲和力
短效	氢化可的松	20	1	90	8~12	100	2+	1.25~1.5	100
	可的松	25	0.8	30	8~12	1	2+	1.25~1.5	128
中效	醋酸泼尼松	5	4	60	12~36	5	1+	1.25~1.5	68
	醋酸泼尼松龙	5	4	200	12~36	220	1+	1.25~1.5	61
	甲泼尼龙	4	5	180	12~36	1190	0	1.25~1.5	74
	曲安奈德	4	5	300	12~36	190	0	2.25	–
长效	地塞米松	0.75	25	200	36~72	710	0	2.75	>100
	倍他米松	0.75	25	>300	36~72	540	0	3.25	>100

（2）使用方法：可分为小剂量（泼尼松成人用量30mg/d以下）、中等剂量（泼尼松30～60mg/d）和大剂量（泼尼松60mg/d以上）。

（3）不良反应：长期大量系统使用可导致细菌等微生物感染、皮质功能亢进或减退、骨质疏松、消化道溃疡或穿孔等，并可使原有糖尿病、高血压加重。

3.抗菌药物。

（1）青霉素类：用于G⁺菌和梅毒螺旋体感染。

（2）头孢菌素类：用于 G⁻杆菌感染和耐青霉素的金黄色葡萄球菌。

（3）氨基糖甙类：广谱抗生素，常用药有庆大霉素、链霉素等，长期应用需注意耳、肾毒性。

（4）四环素类：常用药有米诺环素。

（5）大环内酯类：常用药有罗红霉素、阿奇霉素等。

（6）喹诺酮类：常用药有氧氟沙星、诺氟沙星等。

（7）磺胺类：常用药有复方新诺明等。

（8）抗结核药：用于结核杆菌和某些非结核分枝杆菌感染。常用药利福平、异烟肼、乙胺丁醇。

（9）抗麻风药：氨苯砜、利福平、沙利度胺等。

（10）甲硝唑：治疗蠕形螨、滴虫、厌氧菌感染。

4.抗病毒药物。

（1）核苷类抗病毒药：包括阿昔洛韦、伐昔洛韦等，对病毒DNA多聚酶具有强大的抑制作用。

（2）利巴韦林：是一种广谱抗病毒药物，主要通过干扰DNA和RNA病毒核酸合成而阻止病毒复制。

5.抗真菌药物。

（1）灰黄霉素：通过干扰真菌DNA合成，阻止真菌细胞分裂而抑制皮肤癣菌。

（2）多烯类药物：主要有制霉菌素和两性霉素B。可通过破坏真菌细胞膜，细胞内物质渗出致真菌死亡。

（3）5-氟胞嘧啶（5-FU）：人工合成可干扰真菌核酸合成得抗真菌药物。

（4）唑类：人工合成的广谱抗真菌药。包括：酮康唑、伊曲康唑、氟康唑等。

（5）丙烯胺类：具有杀灭和抑制真菌的作用。常用药特比萘芬。

（6）碘化钾：治疗孢子丝菌病的首选药物。

6.维A酸类药物。具有调节上皮细胞生长和分化、抑制恶性细胞生长、调节免疫、抗炎症作用。主要不良反应有皮肤黏膜干燥、致畸、骨骼早期闭合、高甘油三酯血症、高血钙、肝功能异常等。

（1）第一代维A酸：常用药有异维A酸和维胺脂，常用于寻常型痤疮和掌跖角化症治疗。

（2）第二代维A酸：常用药有阿维A酯，主要用于银屑病、掌跖角化症、鱼鳞病治疗。

（3）第三代维A酸：常用药有阿达帕林和他扎罗汀，作为痤疮和银屑病外用制剂。

7.免疫抑制剂。常用药有环磷酰胺、硫唑嘌呤、甲氨蝶呤、环孢素、他克莫司、霉酚酸酯。此类药物不良反应较大，主要有骨髓抑制、致畸、肝损害等，用药需谨慎，并注意应定期监测。

8.免疫调节剂。常用药有干扰素、卡介菌、左旋咪唑、转移因子、胸腺肽等，能够调节人体免疫反应，使不平衡的免疫反应恢复正常。

9.维生素类药物。

（1）维生素A：可调节人体表皮角化过程，维持皮肤正常功能。

（2）β-胡萝卜素：具有光屏障作用。

（3）维生素C：具有降低毛细血管通透性及皮肤美白抗氧化作用。

（4）维生素E：有改善周围循环和抗氧化功能。

（5）维生素B_6：可用于辅助治疗痤疮、脂溢性皮炎、脱发等疾病。

（6）烟酸和烟酰胺：可用于治疗光线性皮肤病。

10.氯喹和羟氯喹。能降低皮肤对紫外线的敏感性。

11.雷公藤多甙。有抗炎、抗过敏、免疫抑制作用。

（二）外用药物治疗

1.外用药物的种类

（1）清洁剂：清除渗出物、鳞屑、痂皮和残留药物。常用药生理盐水、3%硼酸溶液、1∶1000呋喃西林溶液、植物油和液体石蜡等。

（2）保护剂：保护皮肤、减少摩擦和缓解刺激。常用药滑石粉、氧化锌粉、炉甘石、淀粉等。

（3）止痒剂：减轻局部痒。常用药5%苯唑卡因、1%麝香草酚、1%苯酚、各种焦油制剂、糖皮质激素等。

（4）角质促成剂：促进表皮角质层正常化，收缩血管、减轻渗出和浸润。常用药2%～5%煤焦油或糠馏油、5%～10%黑豆馏油、3%水杨酸、3%～5%硫黄、0.1%～0.5%蒽林、钙泊三醇软膏等。

（5）角质剥脱剂：使过度角化的角质层细胞松解脱落。常用药5%～10%水杨酸、10%雷锁辛、10%硫黄、20%～40%尿素、5%～10%乳酸、0.01%～0.1%维A酸等。

（6）收敛剂：凝固蛋白质、减少渗出、抑制分泌、促进炎症消退。常用药0.2%～0.5%硝酸银、2%明矾液和5%甲醛等。

（7）腐蚀剂：破坏和去除增生的肉芽组织或赘生物。常用药30%～50%三氯醋酸、纯苯酚、硝酸银棒、5%～20%乳酸等。

（8）抗菌剂：杀灭或抑制细菌。常用药3%硼酸溶液、0.1%雷夫奴尔、5%～10%过氧化苯甲酰、0.5%～3%红霉素、1%氯洁霉素、0.1%黄连素、1%四环素、0.5%～3%红霉素、2%莫匹罗星等。

（9）抗真菌剂：杀灭和抑制真菌。常用药2%～3%克霉唑、1%益康唑、2%咪康唑、2%酮康唑、1%联苯苄唑、1%特比萘芬等。

（10）抗病毒剂：抗病毒作用。常用药3%～5%无环鸟苷、5%～10%疱疹净、10%～40%足叶草酯、0.5%足叶草酯毒素等。

（11）杀虫剂：杀灭疥螨、虱、蠕形螨。常用药5%～10%硫黄、1%γ-666、2%甲硝唑、25%苯甲酸苄酯、20%～30%百部酊、5%过氧化苯甲酰等。

（11）遮光剂：吸收或阻止紫外线穿透皮肤。常用药5%二氧化钛、10%氧化锌、5%～10%对氨基苯甲酸、5%奎宁等。

（11）脱色剂：减轻色素沉着。常用药3%氢醌、20%壬二酸等。

（12）维A酸类：调节表化和抑制表皮增生、调节黑素代谢等作用。常用药0.025%～0.05%全反式维A酸霜、0.1%他扎罗汀凝胶等。

（13）糖皮质激素：抗炎、止痒、抗增生。见表1-3。

表1-3　皮肤科常用外用糖皮质激素类药物

作用强度	药　　物	常用浓度（%）
弱效	醋酸氢化可的松	1.0
	醋酸甲泼尼龙	0.25
中效	醋酸泼尼松龙	0.5
	醋酸地塞米松	0.05
	丁酸氯倍他松	0.05
	曲安奈德	0.025～0.1

作用强度	药　物	常用浓度（%）
中效	丁酸氢化可的松	1.0
	醋酸氟氢可的松	0.025
	氟氢松	0.01
强效	丙酸倍氯米松	0.025
	糠酸莫米松	0.1
	氟氢松	0.025
	氯氟舒松	0.025
	戊酸倍他米松	0.05
超强效	丙酸氯倍他索	0.02 ~ 0.05
	氯氟舒松	0.1
	戊酸倍他米松	0.1
	卤美他松	0.05
	双醋二氟松	0.05

2.外用药物的剂型

（1）溶液：药物的水溶液。主要用于湿敷、药浴和洗浴，具有清洁、收敛作用，可清除分泌物及痂皮以及减轻充血水肿。主要用于有渗出、糜烂的急性皮炎湿疹类疾病。常见药物：生理盐水、3%硼酸溶液、1∶8000高锰酸钾溶液等。

（2）酊剂和醑剂：药物的浸出液（酊剂）和药物的酒精溶液（醑剂）。具有干燥、除脂、抗炎作用。常见药物：2.5%碘酊、水杨酸酊等。

（3）粉剂：将一种或多种药物以干燥粉末的形式混合而成的剂型。有干燥、保护、散热功能。主要用于无糜烂和渗出的皮损。常用药物：滑石粉、炉甘石粉等。

（4）洗剂：30% ~ 50%粉剂与水的混合物。有散热、止痒、收敛及保护作用。可用于无或有少量渗出炎症性皮肤病，常见药物：复方硫黄洗剂、炉甘石洗剂等。

（5）油剂：将药物混于植物油或矿物油中而成的剂型。有软化痂皮、保护和润滑作用。常用药有氧化锌油、紫草油等。

（6）乳剂：油和水经乳化而成的剂型。具有保护、润泽作用。常见药物：肤乐霜、维生素E霜等。

（7）软膏：药物与凡士林、脂类等基质均匀混合而成的剂型。具有保护创面、润泽皮肤的作用。常见药物：卡泊三醇软膏、红霉素软膏等。

（8）糊剂：含有25%～50%粉末成分的软膏。具有保护创面、收敛等作用。常见药物：氧化锌糊等。

（9）硬膏：将药物混入半固体基质中，然后贴附于布料、高分子膜、纸料等裱褙材料上形成的剂型。具有阻止水分散失、软化角质和促进药物吸收作用。常用药物：肤疾宁硬膏、氧化锌硬膏等。

（10）涂膜剂：将药物和梭甲基纤维素钠等成膜材料溶于乙醇等挥发性溶剂中形成的剂型。外用后在皮肤上形成薄膜，具有保护功能。

（11）凝胶：采用高分子化合物和丙二醇等有机溶剂作为基质，与药物混合配成的半固体制剂。作用：涂抹后在局部形成薄膜，凉爽润滑，作用较为持久。常用药：阿达帕林凝胶等。

（12）气雾剂：将药物混合于高分子成膜材料和液化气体中所形成的液体制剂。涂抹后可在局部形成薄膜，具有消炎、散热作用。常见药物：特比萘芬气雾剂等。

3.外用药物的治疗原则

（1）根据皮肤病的病因正确选择外用药物的种类。如细菌感染性皮肤病需选用抗菌药物，角化不全性皮肤病应选用角质促成剂等。

（2）根据皮肤病的皮损特点正确选用外用药物的剂型。①急性皮炎：无渗液时，可选用粉剂和洗剂；糜烂、渗出较多时，可选用溶液湿敷、油剂等。②亚急性皮炎：无渗出或渗出较少，可选用糊剂、乳剂、油剂、软膏、霜剂等。③慢性皮炎：霜剂、硬膏、软膏、涂膜剂、凝胶剂等。

二、激光、物理治疗

（一）电疗法

包括电解术、电干燥术、电凝固术、电烙术。用于各种疣、良性肿瘤、化脓性肉芽肿及一些增生物治疗。

（二）光疗法

1.红外线：局部皮肤组织吸收波长为760～1500nm红外线，产生温热效应，具有扩血管、改善微循环、消除炎症以及促进创面愈合等作用。临床常用于皮肤感染、皮肤溃疡等治疗。

2.紫外线：包括波长320～400nm长波紫外线（UVA）和波长280～320nm中波紫外线（UVB）。UVA和UVB能够加速局部血液循环、促进色素生成、免疫抑制作用，此外还具有镇痛、止痒作用。常用于银屑病、湿疹、玫瑰糠疹治疗。

波长为311nm窄波UVB，波长单一，治疗效果更强，减少了紫外线不良反应，是治疗白癜风、银屑病最佳治疗方法之一。

3.光化学疗法：口服或外用光敏剂8-甲氧补骨脂素后局部照射UVA的治疗方法。具有抗炎症和抑制细胞增生作用。常用于银屑病、特应性皮炎、白癜风、斑秃、原发性皮肤T细胞淋巴瘤等治疗。长期照射有致皮肤癌的风险。

4.光动力疗法（PDT）：用于治疗基底细胞癌、鳞状细胞癌等皮肤肿瘤。

（三）微波疗法

微波是一种特定波长和频率的电磁波，在辐射中产生不同能量的热效应，利用微波治疗仪的热凝固功能可去除各种病毒疣、皮肤赘生物、汗管瘤、蜘蛛痣、色素痣等。

（四）冷冻疗法

利用液氮等低温或超低温物质使病变组织坏死。用于各种病毒性疣、浅表良性肿瘤、结节性痒疹、雀斑等治疗。

（五）水疗法

通过温泉浴、中药浴等治疗方式治疗银屑病、湿疹、皮肤瘙痒症等皮肤疾病，能够快速消退皮疹、缓解患者不适症状。

（六）放射疗法

常用射线照射治疗瘢痕疙瘩、海绵状血管瘤、恶性皮肤肿瘤等。

（七）激光治疗

常用二氧化碳激光治疗皮肤疣、软纤维瘤等各种皮肤赘生物、氩离子激光治疗雀斑、咖啡斑、脂溢性角化等色素性皮肤病。

三、皮肤外科治疗

主要包括局部切割术、皮肤移植术、毛发移植术、体表外科手术、皮肤磨削术、Mohs外科切除技术等，用于皮肤肿瘤切除、组织活检取材、恢复皮肤功能以及皮肤美容治疗。

第二篇

皮肤病诊疗新技术

第一章　皮肤病无创检测新技术

传统的皮肤病诊断主要依靠临床表现和皮肤病理检测进行的，很多皮肤病临床表现相似，仅仅通过主观视觉判断不准确，容易造成误诊。而皮肤病理检测需要切除皮损后在显微镜下观察皮肤结构的改变，对患者造成一定的损害，尤其是发生在头面部的皮肤病，病理活检会对患者造成"二次伤害"，损害患者容貌，患者通常不愿意进行此项检查，因此耽误疾病的诊治。随着声、光、电技术发展，一些无创性检查仪器设备逐渐被应用到皮肤病检测中，可以无创性地观察皮肤结构与功能，对肉眼不可见的指标提供客观精确的数据，为皮肤病的诊断与疗效评估提供了科学的方法。由于无创性检查具有无创、快捷、价格低等优点。目前已广泛作为损容性皮肤病、色素性皮肤病、血管性皮肤病、脱发类疾病以及皮肤肿瘤的辅助诊断。

一、显微镜检查

（一）反射式共聚焦显微镜（RCM）

又被称为"皮肤CT"，RCM将动态扫描、三维成像与计算机相结合，得到皮肤不同层面的高分辨率图像。可以在无创条件下实时、动态观察到接近组织病理学细胞水平的各层皮肤细胞图像，量化表皮与真皮结构的改变。

（二）皮肤镜

近年来已被广泛应用于皮肤科面部炎症性皮肤病、色素性肿瘤等无创辅助检查中，皮肤镜检查结果与组织病理有一定对应关系，但无法观察到组织病理学皮肤细胞水平的变化。利用皮肤镜光学放大以及偏振技术，能够帮助医生观测到肉眼不可见的表皮至真皮浅层的结构特征以及血管和色素等改变。皮肤镜具有操作简单、使用方便、无创性等优点，可作为连接临床和组织病理的桥梁。

（三）毛发镜

一种无创的显微诊断方法，通过观察毛囊开口、头皮结构、头皮毛细血管形态与直径、毛干和发根形态鉴定不同类型的脱发疾病。

（四）多光子激光显微镜

用于评估细胞和分子结构的一种无创检测方法。它利用高能量密度、组织穿透能力强的长波红外激光，可以从细胞和分子水平检测出真皮胶原蛋白、弹性蛋白及基质情况。因此可以用于客观量化皮肤光老化的程度。

二、皮肤超声

将能够发射超声波的探头与皮肤接触，通过超声波可以清晰地检测出皮肤各层的结构。

三、VISIA皮肤测试仪

VISIA皮肤测试仪是一种能够定量分析皮肤形态学改变的仪器。通过3种光源即标准白光、365nm紫外光、交叉极化光可以观察到皮下2mm内的血管和色素，标准白光可显示正常光线肉眼所见的皮肤外观；365nm紫外光可观察表皮色素情况；交叉极化光能够分析皮肤血红素与黑色素。定量进行皮肤色斑、皱纹、毛孔、纹理测量皮肤平滑度、紫外线色斑、棕色区（检测真皮层黑色素）、红色区（检测皮肤血管或血红素）、紫质（痤疮丙酸杆菌在紫外线照射下产生荧光），可应用于玫瑰痤疮、痤疮、日光损伤、黄褐斑及皮肤老化程度等评估。该检查具有操作简单、可重复性高、直观性强等优点，在临床上被广泛应用于损容性皮肤病和皮肤美容治疗。

四、光学相干断层扫描技术（OCT）

通过不同深度皮肤层面对入射的相干光产生不同反射信号，即时生成三维图像，可精准地观察到表皮、基底膜带、真皮、毛囊、汗腺、皮脂腺以及血管等超微结构。OCT能够无创地获得皮肤组织学信息，并且具有高分辨率、可重复操作等优点，在一定程度下可以代替皮肤活检，也被称为"光学活检"。

五、核磁共振微成像

通过计算机分析系统获取皮肤全层3D结构，呈现出高分辨率皮肤图像，可精准观察到表皮和真皮结构、毛囊、皮脂腺结构以及皮肤中水含量的变化等。缺点是仪器和价格昂贵。

六、毛细血管镜

毛细血管镜检查能够客观评估皮肤微血管系统和微循环动力学。其具有无创、操作简单等优点，被应用于玫瑰痤疮、皮肤血管瘤、雷诺现象、硬皮病等有微血管变化的皮肤病诊断和监测。

七、无创性皮肤生理功能测试

无创性皮肤生理功能测试仪是一种用来评估皮肤屏障功能情况的无创检测技术。其主要检测的指标包括：经表皮失水率（TEWL）、角质层含水量（CAP）、皮脂以及皮肤表面pH值。该检查操作简单，能够为患者皮肤屏障状况提供客观的评价，广泛应用于玫瑰痤疮、黄褐斑、激素依赖性皮炎以及皮肤亚健康状态诊断与治疗中。

八、滤过紫外线检查（伍德灯，Wood灯）

伍德灯发出波长为320～400nm的紫外线，临床常用来辅助诊断色素异常性皮肤疾病（如白癜风、贫血症、黄褐斑、色素沉着等）、皮肤真菌感染及卟啉病等。

第二章　皮肤病治疗新技术

　　损容性皮肤病不仅损害患者容貌，还可以造成患者抑郁、焦虑心理，影响患者社交与生活。然而，此类疾病因为病因不明，影响因素较多，具有易反复、难治疗、疗程长等特点，加重患者焦虑心理。传统治疗主要依靠口服和外用药物治疗，治疗效果不佳，患者依从性较差。随着医学技术日新月异，激光、光电等技术逐渐被应用到损容性皮肤病治疗中，短时间内能够控制疾病发展，缓解皮损症状，并取得了明显长期疗效，为损容性皮肤病治疗带来了多样化治疗手段，也为皮肤科治疗引进了新科技。

一、光调技术

　　又称为"低强度激光疗法（LLLT）"，是一种通过非光热作用来调节细胞活性的技术，近几年已广泛应用于临床皮肤病治疗和皮肤美容治疗中。

（一）常用设备

飞顿LED红蓝光治疗仪。

（二）临床应用

1.改善微循环、消炎、止痛、促进伤口愈合、减少瘢痕形成。此外还具有杀灭痤疮丙酸杆菌功能。临床常用于治疗玫瑰痤疮、面部皮炎、痤疮等炎症性皮损及预防痤疮瘢痕形成。

2.增加胶原合成，预防炎症后色素沉着及嫩肤作用。

3.促进毛囊局部组织微循环和减轻毛囊周围炎症治疗脱发。

4.促进皮肤屏障修复及抗炎功能，协助治疗黄褐斑等色素紊乱性皮肤病。

（三）禁忌证

未见明显使用禁忌证。

二、点阵激光技术

点阵激光可以通过在皮肤上产生柱状微热损伤区，促使表皮更新、真皮层新的胶原纤维合成、重塑。具有损伤小、恢复快等优点，目前被广泛应用于治疗色素性皮肤病、血管性皮肤病以及瘢痕等治疗中。

（一）原理

运用局灶性光热作用原理进行治疗。点阵激光以水为靶色基。当直径数百微米以下激光光束在一定的能量密度下经过表皮穿透进入真皮，可被表皮、真皮胶原纤维以及血管等这些皮肤组织中含水的结构所吸收，产生热效应，对表皮和真皮组织产生热损伤，从而启动机体自身皮肤创伤修复机制，全层皮肤发生重塑和重建，达到治疗目的。

（二）设备

根据激光被水吸收程度以及对表皮是否造成汽化作用，将点阵激光分为剥脱性点阵激光和非剥脱性点阵激光两种。

1.非剥脱性点阵激光：波长在1400~1600nm之间，其工作机理是被水轻度吸收，表皮组织不汽化，因而不损伤表皮角质层，其热损伤发生在角质下的表皮组织和真皮组织。优点是皮肤的屏障功能不受损害，损伤愈合快，也不容易发生感染等并发症。

2.剥脱性点阵激光：其工作机理是被水高强度的吸收，对表皮组织产生汽化作用，损伤表皮角质层。热损伤发生在表皮组织和真皮组织。优点是激光作用强，组织修复时间较长，术后护理不当，可发生感染等并发症。常用设备主要有CO_2激光、Er：YAG激光、YSGG点阵激光，穿透深度和作用强度由强到弱为CO_2点阵激光（波长为10 600nm）>YSGG点阵激光（波长为2790m）>Er：YAG点阵激光（波长为2940nm）。

（三）临床应用

1.治疗瘢痕：包括痤疮瘢痕、外伤及烧伤瘢痕。

2.治疗面部皮肤光老化：包括嫩肤、淡化皱纹。

3.治疗萎缩纹：包括肥胖引起的萎缩纹、产后妊娠纹。

4.治疗黄褐斑：通常采用非剥脱点阵激光治疗，避免因表皮损伤导致黄褐斑加重。

5.治疗文身：通常利用剥脱性点阵激光表皮微剥脱作用使皮肤内外的色素脱落。

6.治疗白癜风：利用点阵激光热效应和热损伤功能促进黑色素生成。

7.点阵激光经皮给药：点阵激光通过打孔破坏的方式，在治疗区形成大量孔道，有助于外用药物渗透到皮肤深层，发挥最大疗效。

（四）禁忌证

1.绝对禁忌证：包括瘢痕体质者；活动期白癜风和银屑病患者；有活动性皮肤感染者；急性炎症期皮肤、治疗区有恶变病灶者；伴有全身免疫系统疾病及严重脏器功能不全患者；对治疗效果期望值过高，不切实际患者。

2.相对禁忌证：妊娠及哺乳期女性、易产生色素沉着患者、4周内晒黑者、1个月内服用过维A酸类药物患者。

（五）注意事项

1.术前：术前2周内避免暴晒；1周内避免使用含角质层剥脱成分的护肤产品；告知患者治疗目的以及可能出现的不良反应。

2.术后：注意保湿，可使用医用保湿面膜；避免细菌感染；禁止用手抠痂皮，让痂皮自行脱落；治疗后3个月内必须严格防晒，可使用SPF≥30防晒霜，佩戴防晒帽等进行防晒；治疗后2周内为防止皮肤过敏，需禁食感光食物、海鲜、辛辣、刺激等食物。

（六）常见并发症及处理

1.红斑：包括一过性红斑和持久性红斑。一过性红斑不需要治疗，能自行消退。非剥脱性点阵激光术后红斑持续4d以上，或剥脱性点阵激光术后红斑持续1个月以上为持久性红斑。可采用脉冲染料激光或强脉冲光减轻红斑程度，缩短持续时间。

2.色素沉着：通常可自行消退，也可使用维生素C、维A酸、羟基乙酸等药物治疗。

3.感染：术后1~2周内可发生疱疹病毒感染、表皮细菌和真菌感染，给予对症治疗。

4.瘢痕：治疗能量密度过大或术后皮肤感染可引发增生性瘢痕，早期及时治疗。

5.痤疮样疹和粟丘疹：因激光治疗损伤了毛囊及治疗后毛囊异常上皮化所致。对症处理。

（七）点阵激光联合治疗

点阵激光可以联合射频、强脉冲光、脉冲染料激光、光动力疗法、308nm紫外光等治疗，疗效明显优于单一治疗。

二、强脉冲光技术（IPL）

是一种无创性物理治疗方法，波长范围在550~1200nm。具有治疗毛细血管扩张、淡化色斑、减少皮肤皱纹等治疗作用。

（一）原理

1.选择性光热解原理：强脉冲光透过表皮，被皮肤组织中的黑素和血红蛋白选择性吸收，在不破坏正常皮肤的前提下，黑素被击碎后经皮肤和肾脏排出体外，色斑变淡或消退；血红蛋白受热，发生变性、凝固，血管闭塞，达到治疗毛细血管扩张目的。此外，一定波长的强脉冲光能够破坏毛囊，达到永久性脱毛的效果。

2.选择性光热作用：强脉冲光的热效应能够改善局部皮肤血液循环、促进真皮内胶原蛋白的合成和重排。达到减少皮肤皱纹、嫩肤、缩小毛孔的治疗效果。

（二）适应证

1.色素性皮肤病：黄褐斑、雀斑、脂溢性角化、色素沉着斑等。

2.血管扩张性皮肤病：毛细血管扩张症、玫瑰痤疮、面部顽固性红斑等。

3.面部年轻化治疗：淡化面部细纹、美白、嫩肤等。

4.皮脂腺炎症性疾病：痤疮、酒渣鼻等。

5.脱毛：四肢及面部细小毛发脱毛。

（三）禁忌证

1.绝对禁忌证：患有光敏性皮肤病及与光敏相关自身免疫性疾病（红斑狼疮、白癜风等）；治疗局部有感染、创面、恶性肿瘤等；近1月内口服维A酸类药物或正在使用光敏性药物者；不切实际，期望值过高者。

2.相对禁忌证：近2周内有日光暴晒史；妊娠或哺乳期女性；瘢痕体质者。

（四）术后并发症处理

1.过敏性皮炎：轻者使用功能性医用护肤品，重者口服抗过敏药物治疗。

2.色素沉着：治疗可外用左旋维C、氢醌霜等，也可口服氨甲环酸片、还原型谷胱甘肽等。

3.痤疮加重：可能与光杀死痤疮杆菌或螨虫后，激发了一系列免疫反应有关。

（五）强脉冲光联合治疗

包括强脉冲光与调Q开关激光联合治疗色素增加性疾病；强脉冲光和电子注射技术、微针联合，嫩肤、去皱疗效更佳；强脉冲光与化学剥脱技术的联合，淡化色斑；强脉冲光与射频联合；强脉冲光不同手具之间的联合等。

三、Q开关激光技术

利用选择性光热作用，使表皮和真皮的色素颗粒被分解，临床用于治疗色素性疾病。

（一）原理

特定波长的调Q激光通过选择性光热作用，作用于色素颗粒（外源性和内源性），色素颗粒被直接分解成小颗粒，随后经由表皮、毛细淋巴管消除，或被周围的巨噬细胞吞噬、溶解而清除。

（二）设备

Q开关红宝石激光（694nm）、翠绿宝石激光、掺钕钇铝石榴石（Nd：YAG）激光。

（三）适应证

1.色素性皮肤病：太田痣、咖啡斑、黄褐斑、褐青色痣、脂溢性角化、雀斑、炎症后色素沉着等。

2.文身去除：包括黑白和彩色文身。

（四）禁忌证

1.绝对禁忌证：瘢痕体质患者；1个月内有暴晒史患者；正在服用维A酸和光敏药物患者、患有光敏性皮肤病及与光敏相关自身免疫性疾病者；有增生活跃的黑素细胞痣者；期望值过高者。

2.相对禁忌证：妊娠和哺乳期女性、一个月内做过焕肤治疗患者。

（五）注意事项

术前需告知患者术后可能发生的不良反应和预防措施，术后需配合外用修复产品，并嘱咐患者注意防晒，避免人为过早剥脱痂皮，防止发生色沉。

（六）术后并发症

主要包括：一过性局部肿痛、水疱和结痂、色素沉着或色素减退，通常不需要治疗，随时间可自行消退。

（七）联合应用

与强脉冲光联合治疗色斑、与CO_2激光的联合脂溢性角化疗效优于单一治疗。

五、脉冲染料激光技术（DPL）

临床上治疗血管增生性及血管相关性皮肤病的有效工具。

（一）原理

利用选择性光热作用原理：血管中的血红蛋白选择性吸收特定波长激光能量，导致血红蛋白受热凝固、血管内皮细胞肿胀破裂、血管闭合萎缩。

（二）设备

主要是波长585nm和595nm染料激光。

（三）适应证

1.血管性皮肤病：毛细血管扩张、鲜红斑痣、酒渣鼻、血管瘤等。

2.面部皮肤年轻化：嫩肤、除皱等。

3.疤痕：早期瘢痕预防、抑制增生性疤痕等。

4.感染性疾病：尖锐湿疣、寻常疣等。

（四）禁忌证

1.绝对禁忌证：1个月内暴晒史者；正在服用维A酸和光敏药物患者；患有光敏性皮肤病及与光敏相关自身免疫性疾病者；皮肤癌患者；期望值过高者。

2.相对禁忌证：妊娠和哺乳期女性。

（五）联合治疗

与强脉冲光联合治疗色素性合并血管性皮损；与化学剥脱技术联合可以抑制痤疮丙酸杆菌及改善痤疮瘢痕；与瘤体内注射技术联合可抑制血管瘤的生长和发展；与口服普萘洛尔联合治疗婴幼儿血管瘤；与超脉冲CO_2激光联合治疗寻常疣可减少复发。

六、电子注射技术

（一）原理

通过电子水光机等工具将治疗所需要的药物或营养物质（如氨甲环酸、透明质酸、肽类、维生素类等），通过空心微针精准注入皮肤特定层次，达到治疗和补充皮肤营养物质、促进皮肤胶原蛋白生成、水润肌肤、延缓皮肤衰老。

（二）设备

德玛莎水光注射仪、微量注射枪、美立方1代水光针等。

（三）适应证

皮肤粗糙、干燥、细纹、黄褐斑、肤色暗黄、毛孔粗大、脱发、萎缩纹等治疗。

（四）禁忌证

1.绝对禁忌证：注射部位有皮肤感染者；伴有恶性肿瘤、糖尿病等系统性疾病者；患有精神疾病者。

2.相对禁忌证：妊娠和哺乳期女性；注射部位患有白癜风、急性湿疹、活动性痤疮等处于急性或进展期皮肤病、正在使用抗凝活血药物者。

（五）注意事项

术前注意观察患者皮肤敏感程度，注意外敷麻药导致皮肤发生接触性皮炎；术中注意根据患者皮肤厚度调节进针深度以及各治疗参数；术后注意预防针眼部位发生感染，采用无菌医用修复产品加强保湿修复，注意防晒。

（六）术后并发症

主要包括一过性疼痛、感染、瘀斑、过敏、色素沉着。

（七）联合治疗

可与微针联合治疗改善肤质及光老化；与强脉冲光、射频、超声等联合治疗促进肤质和色斑的改善。

七、化学剥脱技术

（一）原理

利用化学剥脱剂（常用果酸和水杨酸），人为剥脱皮肤角质层、表皮层、真皮层，起到表、真皮重塑、抑制黑素生成；纠正毛囊上皮角化异常；抑制痤疮丙酸杆菌的生长等作用。临床常用于治疗痤疮、毛周角化症以及美白嫩肤。

（二）适应证

1.色素性疾病：包括黄褐斑、炎症后色素沉着斑、雀斑等。

2.痤疮：包括寻常型痤疮、痤疮后炎症性红斑及色素沉着斑、轻度萎缩性痤疮瘢痕等。

3.面部年轻化治疗：包括毛孔粗大、光老化、皮肤暗黄、皮肤粗糙等。

4.其他皮肤疾病：包括毛周角化症、皮肤淀粉样变、鱼鳞病等。

（三）禁忌证

1.绝对禁忌证：治疗部位有感染以及白癜风、急性湿疹等皮肤病、瘢痕体质、对化学焕肤剂过敏者。

2.相对禁忌证：1个月内暴晒史者；6个月内服用维A酸和光敏药物患者；患有光敏性皮肤病及与光敏相关自身免疫性疾病者；皮肤癌患者；期望值过高者。

（四）注意事项

术前注意嘱咐患者防晒，停用含有化学剥脱剂的护肤品；术中注意眼部保护，注意掌握终点反应；术后注意防晒，采用无菌医用修复产品加强保湿修复；避免高温环境刺激。

（五）术后并发症

主要包括疼痛、红斑、色素沉着或色素减退、感染、水疱、过敏反应等可对症处理。

八、超声技术

低频的超声通过热效应、空化效应及微电流效应等，可将所需的药物和营养物资（如左旋维生素C、氨甲环酸、玻尿酸等）导入皮肤特定部位，以达到治疗皮肤疾病以及嫩肤、美白、淡化皱纹等效果。

九、射频技术（RF）

分为单极、双极和多级射频。其作用原理主要是通过电流加热真皮及皮下组织，使真皮胶原蛋白收缩变性，从而刺激自身胶原纤维再生与重塑，达到毛孔缩小及皮肤紧致提升效果，同时具有消脂作用。

十、等离子技术

通过离子束在皮肤表面造成非气化性微剥脱，将热效应传递至表皮和真皮层，促进真皮胶原蛋白的新生和重排，达到修复凹陷性疤痕和平整皮肤的目的，临床常用于治疗痤疮凹陷性瘢痕和皮肤美容。

第三章　医学护肤品在皮肤病中的应用

一、医用护肤品概述

医用护肤品，也称为"功效性护肤品"或"药妆"，是采用天然原材料制成的一类介于化妆品和药品之间的护肤品，不含有易导致皮肤敏感的任何添加剂（如防腐剂、色素、香料等）。其功能主要有恢复皮肤屏障以及抗炎症、抗过敏等。

二、医用护肤品的主要特性

1.更高的安全性：医用护肤品配方简单，原料筛选严格，主要活性成分多来源于天然植物、天然矿物质等，几乎不含易导致皮肤过敏的物质以及刺激性大的表面活性剂等，安全无毒副作用。

2.明确的功效性：医用护肤品都是依据各类皮肤生理、病理特点研发的，其产品作用机制明确，并经过大量临床试验证实，在皮肤病治疗中起到辅助作用。

3.药理活性：医用护肤品都具有一定的药理活性，其可用于正常皮肤，也可辅助治疗一些皮肤疾病，或帮助减少某些外用药物引起的局部刺激反应。

4.针对性：医学护肤品活性成分的研发与生产过程接近新药

标准，作用机理明确，具有针对性。

5.临床验证：医学护肤品上市前临床功效和安全性都必须经过严格的临床试验，保证其低敏感性、安全性及高效性的特点。

6.更强的专业性：医学护肤品受到比普通护肤品更加严格的监管和控制，通常只能在药店和医院出售，部分产品还需要皮肤科医生针对患者皮肤状况，处方推荐合适产品。

三、医学护肤品与药品区别

1.归属不同：医用护肤品不属于药品范畴，属于化妆品范畴，针对医用护肤品法规及质量要求比药品低。

2.作用不同：医用护肤品药品不能代替药物治疗皮肤病，只是在治疗中起到辅助作用。而药品可以直接用来治疗疾病。

四、医学护肤品与普通护肤品区别

见表2-1。

表2-1 医学护肤品与普通护肤品区别

分类	医学护肤品	普通护肤品
配方	精简且公开	较复杂
香精、色素	×	√
致敏防腐剂	×	√
表面活性剂	×	√
致敏率	低	高
活性成分	含量高	含量低
针对性	强，功效集中	弱，功效分散
生产标准	药品GMP标准	工业品通用标准
实验及临床验证	√	×
安全性	高	不够高
适用肤质	所有	非问题肌肤

五、医学护肤品的种类

包括：清洁类、舒缓类、保湿类、控油清痘类、美白祛斑类、嫩肤和抗皱类、防晒类、促进创面愈合类、遮瑕类及其他。

六、医用护肤品的临床应用

医用护肤品不是药物，可作为日常护肤品用于健康皮肤，起到维护皮肤屏障，保护皮肤抵御外界刺激作用。其含有神经酰胺、表皮生长因子、角鲨烯等修复成分，也可作为辅助治疗手段应用于问题皮肤，起到修复皮肤屏障、降低皮肤敏感性作用。

（一）皮肤屏障受损的皮肤病

常选用舒缓类、保湿类医用护肤品，修复皮肤屏障。

1.面部皮炎：如玫瑰痤疮、激素依赖性皮炎、口周皮炎等。

2.干燥性皮肤病：如皮肤瘙痒症、特应性皮炎、皲裂性湿疹以及维A酸等药物导致的皮肤干燥等。

3.角化异常的皮肤病：如银屑病、毛周角化症、鱼鳞病等。

（二）敏感性皮肤

常选用舒缓类护肤品和清洁剂，起到保湿及修复皮肤屏障功能。

1.易敏感或耐受性低的亚健康皮肤。

2.化妆品使用不当造成皮肤屏障破坏。

3.激素依赖性皮炎、激光等微创术后造成的医源性皮肤敏感。

4.光敏性皮肤病。

（三）皮脂溢出性皮肤病

常选用控油类清洁剂和护肤品、舒缓类、保湿类医用护肤品，修复皮肤屏障。主要包括：脂溢性皮炎、痤疮、毛囊炎等皮肤病。

（四）色素性皮肤病

1.色素增加性皮肤病：如瑞尔黑变病、黄褐斑等。常选用美白祛斑类联合保湿、舒缓类医用护肤品。

2.色素减退性皮肤病：如色素减退斑、白癜风等可选用遮瑕类医用护肤品掩盖白斑。

（五）脱发类皮肤病

可使用具有清爽控油、强韧发根、养发护发等功能的育发类产品。

第三篇

常见损容性皮肤病诊疗新技术

第一章　皮肤屏障功能受损

一、皮肤屏障概述

皮肤屏障分为广义和狭义两种，广义的皮肤屏障包括皮肤物理屏障、免疫屏障、神经屏障及色素屏障。狭义的皮肤屏障主要指皮肤的物理性屏障，平时我们临床上所说的都是物理性屏障。其由角质层角蛋白、皮脂膜、脂质、真皮黏多糖类、黏多糖类等共同构成的砖墙结构。

皮肤主要由表皮、真皮和皮下组织构成。表皮是皮肤的最外层结构。角质层（SC）作为表皮的最外层构成了皮肤保护屏障，SC由角化细胞和富含脂质的细胞间结构域组成。胆固醇、游离脂肪酸和神经酰胺这些脂质作为"灰浆"填充于以角质形成细胞为"砖块"的缝隙中，形成砖墙结构，成为表皮物理屏障。表皮物理屏障功能可防止皮肤水分和电解质丢失以及免疫防御、防护紫外线及防止氧化损伤，由环境因素、年龄或其他因素引起的表皮屏障变化可以改变皮肤的外观和功能。见图3-1。

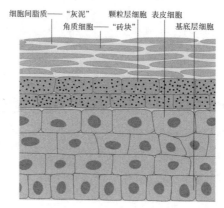

图 3-1　皮肤屏障组成

二、皮肤屏障结构和功能

（一）皮肤屏障结构

1.皮脂膜：皮肤屏障第一道防线。位于皮肤表面，主要由汗腺分泌的汗液、脱落的胶质细胞低温乳化与皮脂腺分泌的皮脂、胶质细毛产生的脂质构成，覆盖于皮肤表面形成一层弱酸性的透明薄膜成为皮脂膜，也称为水脂膜。内部含有防晒功能的角鲨烯、保湿功能的神经酰胺以及抗炎功能的亚油酸、亚麻酸和一些脂质成分（见图3-2）。皮脂膜功能包括以下几个方面：

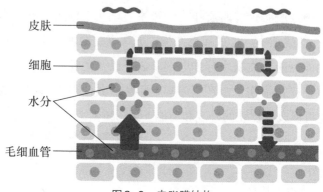

图3-2　皮脂膜结构

（1）保湿功能：阻止体内水分及电解质丢失滋养肌肤，防止皮肤干燥、粗糙。

（2）保护功能：防御外来的理化因素和微生物入侵；维持各类微生物动态平衡，具有抗感染能力，是皮肤表面一个天然的免疫层。

（3）防晒功能：吸收紫外线，防止紫外线损伤皮肤。

（4）调节作用：调节炎症反应。

2.砖墙结构：皮肤屏障第二道防线。角质形成细胞形成"砖墙"；"存在于角质细胞间隙内的脂质成分（主要是脂肪酸、神经酰胺、胆固醇）组成灰浆"。"砖墙"和"灰浆"组成表皮牢固的砖墙结构，防止细胞内水分蒸发外流，保持皮肤水润饱满；同时可以抵抗外界的各种理化刺激，防止细菌、病毒、真菌等微生物入侵。正常情况下，角质细胞排列很整齐，随着细胞新陈代谢正常的脱落。细胞间质也不会过度流失。见图3-3。

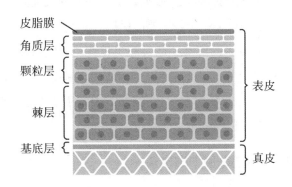

图3-3　皮肤屏障砖墙结构模拟图

（二）皮肤屏障的功能

1.表皮渗透屏障：角质层最重要的的功能，可防止皮肤内水和电解质的流失。

2.机械屏障：角质包膜为表皮提供机械强度和硬度，从而保护宿主免受伤害。

3.抗菌屏障和免疫保护：表皮屏障可以阻止外部环境病原生物进入皮肤内；皮脂和汗液等分泌物及其酸性pH值使皮肤具有抗菌功能；常住人体皮肤上的微生物群通过与致病微生物竞争所需的营养素和生态位来促进屏障防御功能；角质形成细胞及表皮其他免疫细胞（如朗格汉斯细胞和巨噬细胞）对皮肤起到免疫保护作用；表皮产生的蛋白酶、抗菌脂质、核酸、肽和化学因子共同形成抗菌屏障。

4.NMF和水合作用：天然保湿因子（NMF）是在角质层中发现的水溶性化合物的集合。这些化合物除了防止机体失水外，还为皮肤提供水合和保湿作用。即使暴露在干燥的外部环境中，NMF成分仍然可以吸收并存储水分，使角质层最外层保持湿润。

5.保护皮肤不受环境毒素或外用药物渗透的影响。

6.黑色素和紫外线屏障：SC吸收了一些紫外线能量，而角化细胞内的黑色素颗粒提供了最主要的保护。

7.氧化应激屏障：角质层是紫外线和其他大气氧化剂（如污染物）引起皮肤氧化的主要目标。太阳辐射中高能紫外线辐射能到达真皮乳头层。间接引起表皮角质形成细胞的氧化应激损伤。而皮肤常利用抗氧化剂来避免光损伤。

三、皮肤屏障稳态的调节因素

1.脱屑：表皮通过脱屑过程持续更新，保持皮肤稳态平衡。

2.角质细胞的成熟机制：调节屏障的形成。

3.脂质合成机制：表皮脂质是渗透屏障的组成部分。表皮是脂质合成非常活跃的部位。表皮合成神经酰胺、胆固醇和游离脂肪酸（磷脂和神经酰胺的主要成分），这三类脂质以等摩尔分布形式发挥适当的屏障功能。

4.环境和生理因素：湿度变化等环境因素会影响皮肤屏障内稳态。高湿度会增强角质层水合作用，从而降低屏障功能，而低湿度则会增强屏障的稳态。此外，生理因素也会影响屏障功能。强烈的应激反应（急性和慢性）会升高糖皮质激素水平并且破坏屏障内稳态。心理应激也会使皮肤屏障稳态受到影响，从而影响角质层的完整性和保护功能。引起皮肤炎症的疾病也可以刺激皮肤炎症细胞因子的分泌，诱导表皮增生，导致分化受损，从而破坏表皮屏障功能。

5.激素：激素、细胞因子和钙等能够调控屏障稳态和角质层完整性以及脂质合成。

6.pH值：角质层最外层的酸碱度常通过不同的机制维持在酸性范围内。维持角质层的酸性pH值对于角质层的完整性及维持正常皮肤菌群十分重要。正常皮肤菌群的生长依赖酸性pH值，而中性pH值则会促进病原微生物侵入皮肤。

四、破坏皮肤屏障功能的因素

（一）细胞衰老

年龄的变化，对皮肤屏障功能也有影响。儿童皮肤屏障功能未发育完善。随着年龄和光老化等因素的影响，25岁以后皮肤逐渐老化，人体皮肤的皮脂腺及角质形成细胞的功能下降，出现皮肤屏障功能下降。

（二）皮肤疾病

皮炎、湿疹、痤疮等皮肤疾病治疗不当时，由于表皮的炎症和搔抓可以破坏皮脂腺和表皮角质层，导致皮肤屏障功能受损。

由此可见，皮肤屏障功能受损有可能是导致某些皮肤疾病发生、发展的原因，也有可能是某些皮肤疾病所带来的后果。

（三）药物或激光治疗

1.长期外用激素、刷酸治疗、外用维 A 酸或涂抹其他刺激性药物都可能破坏皮肤屏障功能。局部长期接触糖皮质激素可以抑制表皮细胞有丝分裂、分化和脂质的合成，导致角质层完整性的破坏和皮肤屏障功能的紊乱。

2.美容激光治疗建立在先破后立的理念下，先造成皮肤轻微的损伤，造成皮肤屏障被破坏，随后启动皮肤自我修复机制，刺激胶原蛋白再生。为加快被破坏的屏障功能尽快恢复，术前和术后都要做好防晒、保湿、补水工作。

3.不良生活或护理习惯：如过度的清洗，如使用表面活性剂反复清洁皮肤、每日用洗脸仪剧烈摩擦皮肤、使用磨砂膏等去角质的皮肤护理、反复化妆卸妆等，都会因为破坏了皮肤表面的皮脂膜导致屏障功能损伤或加重。

（四）环境因素

环境因素如过度的日光暴晒，干燥多风的环境等可导致皮肤屏障降低。

1.湿度和温度对皮肤屏障的影响：气候条件可以影响皮肤屏障功能，低湿度和低温度都会导致皮肤屏障功能降低。正常人的皮肤内含水量为20%～35%，当外界环境低于人体皮肤湿度60%时，角质层含水量就会下降到10%以下，表皮角化细胞和真皮肥大细胞数量就会增加，从而导致促炎性细胞因子和皮质醇释放增多，皮肤更易对外界刺激物敏感甚至发生过敏反应。此外，皮肤会发生干燥、皲裂、瘙痒或使已经存在的皮肤疾病加重。低温会导致经表皮水分丢失（TEWL）的下降，导致皮肤水合作用增加，皮肤屏障功能下降。温暖和潮湿的气候可以为微生物增长提供有利环境，破坏皮肤屏障功能。

2.紫外线照射对皮肤屏障的影响：皮肤接受过量的紫外线辐射后，可诱发皮肤氧化应激反应和炎症反应，导致TEWL增加，破坏了皮肤屏障结构的稳定性。皮肤逐渐变薄、弹性下降、皱纹、色斑形成、毛细血管扩张等光老化现象。

3.城市颗粒物污染（PMs）对皮肤屏障的影响：PMs是由有机毒素、金属、生物材料、矿物质等构成的复杂混合物。经过测试暴露在PMs人群的TEWL后发现，PMs可明显降低角化细胞及成纤维细胞的增殖，其细胞毒性破坏皮肤角质层完整性，降低了皮肤屏障功能。

（五）情绪因素对皮肤屏障的影响

精神压力大、焦虑、抑郁、更年期雌性激素的减少等也可能造成皮肤屏障受损。

（六）运动强度对皮肤屏障的影响

大量运动致出汗明显增多，导致皮肤表面潮湿、角质层水合作用增加、油脂含量减少，可能不利于维持正常皮肤屏障功能。

（七）皮肤屏障功能与化妆品的相关性

1.影响皮肤屏障功能的局部外用产品：人类的皮肤经常暴露在外界环境中（如相对湿度、极端温度、环境毒素和日常的局部外用产品），每天接触化妆品、肥皂或其他家用化学用品会逐渐损害皮肤屏障功能。长时间接触表面活性剂可因去除表皮屏障脂质和增强剥脱，导致表皮屏障功能受损。此外，对局部外用产品的过敏反应可引起皮肤脱屑和炎症、破溃等，导致屏障受损。

2.化妆品对皮肤的刺激反应：即使所使用的化妆品所有成分都经过了安全性测试，有些消费者仍会对其中一些成分产生特异性不良反应。常见的不良反应有刺激性接触反应和过敏性接触反应。刺激性反应通常为急性的，导致皮肤发炎和剥脱等不适症状。过敏反应通常出现延迟，持续时间较长。皮肤屏障功能受损的人，会导致化妆品向皮肤深层的渗透。因而，该类人群可能会对某种特定成分产生更大的刺激反应，更容易导致皮肤炎症。一些化妆品中的重金属、色素、防腐剂等成分，如果错误使用，或在面部持妆时间过长，或没有做好清洁工作，导致化妆品在皮肤的长期残留，可能会引起皮肤过敏反应，诱发氧化应激和炎症等病理生理过程，破坏皮肤屏障结构的稳定性。

3.修复皮肤屏障功能的化妆品：水是皮肤角质层最重要的成分，当角质层水合降低至阈值以下就会导致皮肤裂口。保湿剂类护肤品可增加角质层水分或保留水分，从而影响皮肤结构和屏障稳态。保湿剂中的成分还可能通过改变层状组织、脂质基质的填充改变皮肤的渗透性。含有天然保湿因子成分的保湿剂在皮肤角质层最外层附着，可起到保湿及吸收空气中水分的作用。

五、皮肤屏障受损后临床表现

1.皮肤保水能力下降，水油平衡失调：皮肤屏障功能不全后，皮肤内水分容易流失，表现为皮肤干燥、脱屑、瘙痒；油脂分泌更加旺盛，导致毛孔堵塞，诱发痤疮和痤疮问题加重。

2.皮肤防御能力下降：健康的皮肤屏障能够抵御外界污染物、刺激物和紫外线进入皮肤内。但当皮肤屏障受损后，皮肤自身防御功能和耐受性减弱，对于外界各种物理、化学刺激表现出不耐受。当环境温度过冷过热、日晒、风吹时皮肤就会出现片状或弥漫性潮红、肿胀、灼热、刺痛等不适。有人甚至对以前长期使用都很安全的护肤品不耐受，出现过敏症状。

3.诱发皮肤炎症：皮肤屏障功能受损后，对外界病原微生物的抵御作用减弱，平常在皮肤表面不致病的共生菌也可进入真皮，活化免疫系统、诱发炎症，引发和加重许多免疫相关皮肤病如特应性皮炎、湿疹、银屑病等。

4.皮肤松弛、皱纹增多：皮肤屏障受损失去锁水功能，皮肤内水分过度流失，导致真皮层缺水、干燥，真皮层胶原蛋白失去水分后会萎缩、断裂、变形，皮肤逐渐出现松弛和皱纹等老化现象。

六、评价皮肤屏障功能指标

通过查找病因及患者临床表现可初步判断患者有无皮肤屏障功能损伤。但需要明确患者皮肤屏障功能损伤的程度及治疗效果则还需借助一些客观评价指标来科学印证。临床常用方法为：皮肤屏障无创生理参数检测技术、面部皮肤图像分析（VISIA）技术、皮肤镜、高频皮肤超声以及皮肤组织病理学观察。

（一）皮肤屏障无创生理参数检测

主要检测指标包括经表皮水分丢失量（TEWL）、角质层含水量（SCH）、皮脂含量和皮肤表面酸碱度。

1. TEWL值：为常用的皮肤屏障功能无损伤性测试指标，可检测出皮肤角质层水分丢失量。在对健康人群研究中发现TEWL与年龄相关，新生儿最高，老年人最低；TEWL值可随表皮温度和血流量变化；暴露部位和四肢末端TEWL值较高；当皮肤屏障功能受损时TEWL值增大。

2. SCH值：正常皮肤SCH维持在一定范围内。当角质层含水量<10%时，皮肤将会变得干燥、粗糙，甚至出现细纹、裂纹；而当角质层含水量>20%时，皮肤通透性增大，外界有害物质容易进入皮肤内引发过敏等炎症反应。目前认为，影响SCH因素包括皮肤屏障功能、局部血液循环、天然保湿因子及角质层甘油含量等。当皮肤屏障功能受损时，即使皮肤SCH不充足，水分仍会经皮丢失，导致本来干燥的皮肤更加干燥、粗糙。

3.皮脂含量：皮肤表面的脂质主要来源于表皮脂质（主要是胆固醇，以神经酰胺最常见）与皮脂腺分泌的脂质（鲨烯等）。目前认为，皮肤表面过多的皮脂会造成角质层脂质排列模式紊乱，从而影响皮肤屏障完整性。而且皮肤表面堆积过多的皮脂可为痤疮丙酸杆菌、卵圆形糠秕马拉色菌等微生物的繁殖提供了条件，在皮脂腺丰富部位面部、前胸、上背部引发痤疮、毛囊蠕形螨病、马拉色菌毛囊炎等感染性皮肤病，进一步损害皮肤屏障功能。

4.皮肤酸碱度：皮肤表面 pH 值由皮肤表面的水脂乳化物、水溶性物质、皮肤排出的汗液和二氧化碳等共同维持，正常皮肤维持在4.5~5.5。当皮肤表面pH值升高时，会影响角质形成细胞的代谢，致使角质形成细胞分化、增生异常，角质层致密度降低，皮肤屏障功能减弱。皮肤pH值越高，皮肤屏障功能越低。

通过检测以上指标可反映出皮肤屏障完整性，当TEWL值升高、SCH值降低、pH值升高、皮脂含量过高或者过低时则提示皮肤屏障功能已经受损。

（二）面部皮肤图像分析（VISIA）

利用偏振光、白光和紫外光3种不同光线，定量分析评价包括毛孔、纹理、斑点、皱纹、棕色斑、紫外线色斑、红区和紫质8种皮肤指标。临床中因皮肤屏障功能受损所导致的红斑、潮红等皮损均可通过VISIA中红区严重程度来评估。临床上可用于检测伴皮肤屏障功能受损的多种皮肤疾病（如玫瑰痤疮、痤疮、黄褐斑等），评判疾病的严重程度及疗效的观察。

（三）皮肤镜

皮肤屏障功能受损时，皮肤镜下可见红色背景下密集分布的血管、弥漫或灶状分布的鳞屑。

（四）高频超声影像

可用于观察皮损累及范围和深度以及通过治疗前后影像对比进行疗效评价。

（五）组织病理

通过观察角质形成细胞的形态、细胞之间黏附情况以及真皮内炎性细胞浸润程度等，在一定程度上能够反映皮肤屏障功能受损情况。

七、皮肤屏障功能受损治疗

（一）一般处理

1.查找病因，治疗原发疾病：尽可能查找并去除病因，出现皮肤疾患时要到正规医疗机构就诊，遵照医嘱规范用药，避免自行使用含有糖皮质激素的外用制剂。不正确使用含有激素药膏，可能会引发激素依赖性皮炎。长期使用会导致皮肤萎缩、变薄、抑制脂质合成、损伤屏障功能；破坏表皮微生态，诱发皮肤感染和炎症。避免搔抓和使用过高温度热水烫洗等方式缓解症状，停止对皮肤屏障进一步损害。

2.健康教育：避免各种诱发因素，在日常生活起居及自然环境中有许多不利因素会刺激我们的皮肤，对皮肤屏障造成伤害，需要尽可能地避免这些不利因素，如：防晒到位，减少紫外线对皮肤的伤害；尽量避免高脂、高糖、辛辣刺激食物以及喝酒等；适度锻炼；规律作息、保证充足的睡眠；缓解精神压力、保持积极乐观的生活态度；选择不含激素、香料、酒精等可能会刺激皮肤的护肤品。皮肤屏障破坏后修复治疗时间较长，而且容易反复发作，患者需要树立信心、保持耐心，在医生的指导下定期治疗与随访。

3.适度清洁皮肤：选取温和、对皮肤无刺激洁面产品；过度洗涤、洁面次数过多、过度揉搓、机械摩擦、使用过烫的水清洁等都会破坏皮脂膜，造成皮肤屏障功能损伤。此外，因为正常皮肤pH是弱酸性。需要避免使用碱性洁面产品。

4.应用保湿剂：正常皮肤含水量通常为20%～35%，当含水量低于10%以下时，皮肤屏障功能就会受损伤。皮肤屏障功能下降又会使皮肤保湿能力进一步降低，造成一个恶性循环。许多皮肤病的发生、发展都与皮肤屏障功能下降有关。而皮肤屏障功能正常的人，保湿既是维持皮肤正常生理功能，也是预防和治疗皮肤病的重要环节。因此对于皮肤来说，保湿剂的使用至关重要。

保湿剂主要有三个功能：锁水、保湿、软化。锁水是在皮肤表面形成防水膜，阻止皮肤内水分流失。保湿剂中常用的锁水活性成分有甘油、二甲基硅油、矿物油等；保湿主要是使角质层含水量增加，加强皮肤的水合作用。常见保湿活性物质有透明质酸、甘油、山梨醇、乳酸盐、尿素等。软化则是软化角质层，使皮肤光滑、细腻。常见的软化剂有二甲基硅油。保湿剂可以延缓水分丢失、提高皮肤的含水量、缓解皮肤干燥、瘙痒，从而避免患者搔抓造成皮肤屏障进一步破坏。此外，保湿剂还可以促进皮肤修复，对受损皮肤有治疗作用。见图3-4。

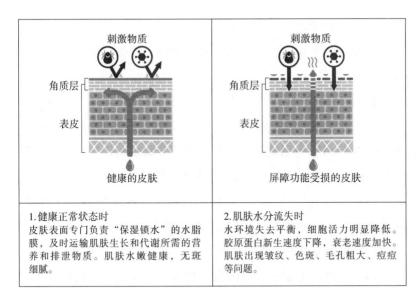

| 1.健康正常状态时
皮肤表面专门负责"保湿锁水"的水脂膜，及时运输肌肤生长和代谢所需的营养和排泄物质。肌肤水嫩健康，无斑细腻。 | 2.肌肤水分流失时
水环境失去平衡，细胞活力明显降低。胶原蛋白新生速度下降，衰老速度加快。肌肤出现皱纹、色斑、毛孔粗大、痘痘等问题。 |

图3-4 皮肤屏障功能模拟图

5.补充脂质：脂质是组成皮肤屏障的皮脂膜和砖墙结构重要成分，要维持和恢复皮肤屏障，就需要维持和恢复脂质的含量和比例。因此，当皮肤屏障损伤时，就需要补充一定含量的脂质来恢复患者皮肤屏障。角质层细胞间生理性脂质成分主要有：神经酰胺、胆固醇及游离脂肪酸。外用保湿剂应首选含有神经酰胺、透明质酸、胆固醇等生理性脂类的医学护肤品。其中，神经酰胺因具有极强的保湿作用而被广泛应用。相关研究表明：外用含生理性脂类的医学护肤品，除了外源性补充的作用以外，还能够调控基因表达，激发皮肤屏障自我修复机制。而凡士林等非生理性的脂类外涂后仅能沉积在皮肤表面。经临床证实，使用功效性医用护肤品对皮肤屏障具有修复作用，可使皮肤屏障生理指标TEWL、SCH及皮肤油脂含量等逐渐改善。有效缓解患处皮损干燥、脱屑、瘙痒、刺痛、灼热等症状，并能减轻红斑、阵发性潮红等炎症表现。还有利于预防皮肤局部细菌感染。

（二）药物治疗

皮肤屏障受损严重时可采用药物治疗，抗敏、抗炎、促进皮肤屏障恢复。

1.外用药物

（1）钙调神经磷酸酶抑制剂：局部外用钙调神经磷酸酶抑制剂（吡美莫司或他克莫司）具有免疫调节和抗炎作用，改善角质层水合度，降低 TEWL，从而改善表皮屏障功能。

（2）含表皮生长因子的药物：可通过调控细胞活性、增殖、分化与迁移等多种功能，促进组织修复和再生。

（3）抗生素制剂：皮损有感染时使用外用抗生素抗感染。

（4）氨甲环酸溶液：其作为一种蛋白酶抑制剂，能够有效修复受损皮肤屏障。

2.系统药物

可依据患者病情选用抗组胺药、非激素类抗炎药、补充微量元素和维生素、调节内分泌等；对于皮损有继发感染的患者可以口服四环素族药物，如：多西环素、美满霉素等。

（三）光电、物理治疗

光电治疗在临床上可用于治疗多种皮肤屏障功能受损的皮肤病，如敏感性皮肤、痤疮、玫瑰痤疮、激素依赖性皮炎等，有效控制红斑、肿胀、瘙痒、干燥、灼热等症状，同时改善其皮肤屏障功能。但不恰当的仪器选择和治疗参数有可能会加重屏障损伤，使患者病情加重。

1.射频治疗：临床常用舒敏之星射频治疗仪。射频治疗能在短时间内增加皮肤角质层含水量，减少 TEWL，增强皮肤保湿能力，辅助皮肤加快修复屏障的作用；重建皮肤水环境，为干燥肌肤补充水分，快速缓解患者干燥、瘙痒以及阵发性潮红等症状；

当皮肤屏障功能减弱导致锁水能力差，护肤品不易吸收，射频治疗能够通过无创电穿孔技术将护肤品导入皮肤内，为皮肤提供神经酰胺等脂质营养；射频同时也可以促进皮肤新陈代谢以及角质层新生，增加皮肤厚度，从而提高皮肤免疫力。

2.强脉冲光：低能量强脉冲光可通过对表皮细胞的光调作用，达到促进皮肤屏障功能修复，从而缓解皮肤敏感症状。利用强光的热和穿透作用促进表皮细胞新陈代谢、加快血液循环，有利于释放炎症因子，消除炎症。

3.调 Q 激光：大光斑、低能量 Q 开关 Nd∶YAG 1064nm 激光其光调作用有利于皮肤屏障功能修复，其点阵模式对组织穿透力强，可选择性地透过表皮层分解色素颗粒，但不会损伤正常皮肤组织。

4. LED 光疗：包括红光和黄光。红光不仅能够杀菌抗炎，改善皮肤瘙痒、刺痛等症状；还可以通过降低 TEWL 值来增加角质层水合度；同时能够促进皮脂合成、抑制黑素形成、刺激生长因子分泌和细胞增殖、促进胶原形成，从而加快皮肤屏障的修复。黄光可促进细胞新陈代谢、降低末梢神经纤维兴奋性、提高皮肤修复能力、减少皮肤黑素形成以及恢复受损的皮肤屏障，从而达到镇静、舒缓、降低皮肤敏感性的效果。

5.微针疗法：利用微针上的多个细小针头，损伤刺激皮肤，刺激机体实现自我修复过程，达到重建组织结构和修复皮肤屏障功能的效果。在较短时间内微针就可以做出超过 200 000 个细微孔道，这些冷性、物理性点阵式微损伤能够最大限度地保护表皮的完整性，降低发生不良反应的风险，治疗敏感性皮肤耐受性好。微针的机械性刺激，能够促进皮肤血液循环，加速皮肤的新陈代谢；调控肌肤菌群、改善肌肤的微生态；刺激真皮层胶原再生、增厚表皮层；重建真皮结构，修复受损皮肤的屏障功能。PDRN

（多聚糖核苷酸）具有促成纤维细胞再生和抗炎作用，HA（透明质酸）有强大的水结合能力，发挥保湿、锁水功能。这些药物可联合微针导入皮肤内，发挥药物最大疗效。

（四）化学剥脱术

化学剥脱术（常用果酸、水杨酸）对皮肤屏障的作用是先损伤后修复，通过适量浓度的化学剥脱剂剥脱角质层，改善过度堆积的角质形成细胞，加快皮肤新陈代谢，同时可以刺激表皮细胞和真皮纤维组织增生，达到修复皮肤屏障功能的目的。皮肤屏障功能受损的皮肤疾病如痤疮、玫瑰痤疮、黄褐斑及光老化等均是其良好适应证。一定疗程治疗后，患者表皮 TEWL 值、SCH 值、pH 值等相关指标以及炎症性红斑、潮红等皮损均得到改善。值得注意的是，在化学剥脱术治疗中，如果皮损处于急性炎症期、操作手法不恰当、治疗浓度过高、术后未注意防晒保湿等修复治疗以及患者自身皮肤因素均可能加重皮肤屏障受损，因此在治疗前适应证的选择、治疗中浓度和停留时间的掌控、术后保湿修复都非常重要。

第二章 敏感性皮肤

一、敏感性皮肤概述

敏感性皮肤是指皮肤因自身生理或病理等多种因素诱发，导致皮肤对各种外界刺激产生明显高反应和高度不耐受状态等主观症状的综合征。好发于面部皮肤，可表现为对常用护肤品及清洁品不能耐受，或者经过长期使用这些化学产品后皮肤耐受性降低。临床表现为皮肤受到物理、化学或精神等因素刺激时易出现灼烧感、瘙痒感、刺痛感及紧绷感等主观症状，可伴或不伴红斑、肿胀、脱屑、毛细血管扩张等临床体征。敏感性皮肤（sensitive skin）描述的是一种由多种因素引起的反肤高反应状态。敏感性皮肤患病率逐年升高，据统计，全世界30%~50%的人（在女性中发生率高达60%~70%，而男性中高达50%~60%）曾遭受过皮肤敏感的折磨，导致他们不能使用理想的皮肤护理产品，承受较大的困扰和无奈。目前，在传统的皮肤病教科书上还没有列入敏感性皮肤这个疾病，把"敏感性皮肤"这个词汇归于消费者的通俗语言还是皮肤科术语，是否应该作为独立疾病名称纳入皮肤病学教科书一直存在争议。最近，国际瘙痒研究论坛（IFSI）定义敏感性皮肤为：皮肤对外界刺激所产生的一系列不愉悦的感觉（如烧灼感、刺痛、疼痛感、刺麻及瘙痒等），而正常情况下这些刺激并不会导致皮肤出现上述症状，而且这些症状尚不能完全用其他皮肤病解释；患处皮肤外观可以正常，也可以有红斑；敏感性皮肤可见于全身皮肤，但面部最常见。敏感性皮肤发病机制目前并不明确。在临床实践中，潮红、烧灼、瘙痒、刺痛等这些皮肤敏感症状，除敏感性皮肤外，多种皮肤病也可伴发。敏感性皮肤和其他疾病之间也经常存在误诊误治。因而，提高对敏感性皮肤的认知及其他皮肤病的鉴别是十分重要的。我们从皮肤病学的角度来正确理解敏感性皮肤及其相关疾病的关系是正确治疗此类患者的基础。

二、敏感皮肤的发病原因

敏感性皮肤原因复杂，可能包括以下几种原因：

（一）个体因素

主要包括遗传、性别、年龄、种族、激素水平和精神因素等。近年来研究表明，敏感性皮肤与遗传因素有关，女性发病率高于男性、年轻人高于老年人。精神压力也可引起神经降压肽释放，诱发敏感性肌肤。虽然在敏感性皮肤的形成上内在因素发挥着重要作用，但是我们很难通过改变内在因素来治疗敏感性皮肤。

（二）外在因素

可诱发或加重敏感性皮肤的外源因素包括：①物理因素，如日晒、季节交替、温度变化等；②化学因素，如过度清洗和使用不当护肤品、化妆品、消毒产品、环境污染物等；③医源因素，如局部长期大量外用糖皮质激素和外用刺激性药物，某些激光治疗术后修复不当等；④生活方式，嗜好刺激性饮食、酗酒等。

（三）其他皮肤病

敏感性皮肤可继发于某些皮肤病，如玫瑰痤疮患者及特应性皮炎患者存在皮肤敏感状态，其他如接触性皮炎、痤疮、湿疹等也可造成敏感性皮肤。

三、敏感皮肤的发病机制

目前研究认为敏感性皮肤的发生是累及皮肤屏障-神经血管-免疫炎症的一个复杂过程。在内在因素和外在因素的相互作用下，皮肤屏障功能受损，引起感觉神经传入信号增加，致使皮肤对外界刺激的反应性增强，从而引发皮肤免疫炎症反应。

（一）皮肤屏障功能损伤

广义皮肤屏障包括物理屏障、微生物屏障、化学屏障、免疫屏障、神经屏障、抗氧化屏障；狭义皮肤屏障是指主要由表皮角质形成细胞、细胞间脂质及蛋白质等共同构成砖墙结构。表皮（主要是角质层）构成物理性屏障，是最重要的皮肤屏障。屏障功能可抵抗物理、化学物质及病原微生物经皮渗透进入皮肤内，防止水分经皮流失以及调节炎症反应。

敏感性皮肤角质层结构不完整以及表皮细胞间脂质含量不平衡，均可造成皮肤内神经酰胺的含量减少。皮肤生理指标测试结果显示敏感性皮肤经表皮失水率（TEWL）增加，角质层含水量下降，均证明敏感性皮肤屏障功能受损。而皮肤表面温度过低或过高（通常低于34℃或高于42℃）都会使皮肤屏障修复延迟，因而环境温度也可以诱发或加重敏感性皮肤。见图3-5。

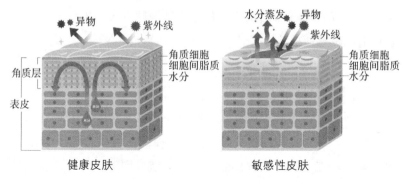

图3-5 敏感性皮肤屏障功能受损模拟图

（二）皮肤感觉神经功能失调

皮肤屏障功能损伤导致皮肤神经末梢的保护功能减弱、神经纤维的密度增加以及感觉神经反应性增高。三者相互作用，导致皮肤感觉神经功能失调。此外，敏感性皮肤的发生不但与外周神经功能异常有关，还与中枢神经功能改变有关。致敏瞬时受体电位香草酸亚家族成员1（TRPV1）可被生理或亚生理温度（低于TRPV1正常激活温度）激活，表现出温度的变化可导致敏感性皮肤，从而出现灼热、瘙痒及刺痛等自觉症状。因TRPV1容易被辣椒素激活，常被称为辣椒素受体。此外，敏感性皮肤的发生不但与上述外周神经功能异常有关，还与中枢神经功能改变有关。

（三）皮肤血管反应性增高

由内皮细胞和肥大细胞分泌内皮素（ET）诱导肥大细胞脱颗粒导致神经源性的炎症。ET-1可诱导白介素（IL）-6和肿瘤坏死因子（TNF）-α分泌，促进血管内皮生长因子（VEGF）产生，致使血管反应性增高，引起血管扩张。

（四）免疫及炎症反应

TRPV1的活化不但可以促进局部皮肤神经递质血管活性肠肽、P物质、胰泌素和神经降压肽等的释放，还可导致感觉神经末梢附近的肥大细胞、角质形成细胞释放 IL-31 和 IL-23，并可激活 T 细胞和抗原提呈细胞，引发皮肤免疫、炎症反应。

三、敏感性皮肤分类

根据发病原因可以分为原发性和继发性两类。

（一）原发性

该类患者约占 30%。主要与遗传因素有关。由于基因或个体差异导致先天性神经敏感程度高、皮肤角质层薄以及皮肤屏障功能弱，受到刺激后面部容易出现潮红、烧灼感、毛细血管扩张。此外，还与性别、年龄、种族、激素水平和精神因素等有关。根据流行病学研究，女性比男性皮肤厚度较低，易形成敏感性皮肤；年轻人更容易产生敏感性皮肤，可能与老年人皮肤的完整性及触觉敏感度改变有关。

（二）继发性

该类患者约占 70%。由于以下几种原因导致。

1.与炎症性皮肤病相关：敏感性皮肤可能是炎症性皮肤病（特应性皮炎、玫瑰痤疮、痤疮等）的潜在表现，可能与炎症性皮肤病同时存在，也可以继发于某些炎症性皮肤病后。

2.继发于使用某些化妆品后：对化妆品中某些成分，如色素、香料、防腐剂等不能耐受，使用不合格的劣质化妆品，或者频繁更换品牌，导致皮肤屏障被破坏，诱发皮肤敏感。

3.医源性因素：口服或外用维 A 酸类制剂、局部长期外用含有糖皮质激素的制剂等导致皮肤角质层变薄，角质屏障损伤明显，引起皮肤敏感。

4.激光、光电治疗及化学剥脱术后：激光、光电在治疗过程中热效应会影响皮肤中的神经酰胺形成，导致皮肤干燥、脱屑、敏感，同时因为影响皮肤微循环产生红斑肿胀。此外，还会降低皮肤抗炎功能诱发皮肤炎症。化学剥脱治疗后表皮短期内变薄，屏障功能暂时减弱，以后会自动修复，但由于个体差异大，有些患者术后可出现较长时间的红肿、刺激等敏感症状。

四、敏感性皮肤诱因

诱因有以下5种。

1.化学因素：护肤产品、化妆品、美容用品。

2.物理因素：过度的清洁、去角质、温度变化、日晒。

3.医源性因素：滥用激素药膏、激光等有创治疗后、刺激性药物（维A酸、果酸、水杨酸等）、不规范的美白祛斑产品。

4.饮食：辛辣刺激食物、海鲜等发物。

5.精神因素：焦虑、紧张、熬夜、生气等。

五、敏感性皮肤相关皮肤病

（一）特应性皮炎（又称特应性湿疹）

特应性皮炎是一种常见的慢性复发性炎症性皮肤病。在2001年，英国Willis等研究发现约49%的敏感性皮肤患者同时具备特应性体质。一项2013年日本的研究表明，在特应性皮炎患者中，伴发敏感性皮肤的发病率和对照组相比具有显著性差异，得出结论：敏感性皮肤和特应性体质之间具有相关性。特应性皮炎发病机制复杂，目前多认为与皮肤屏障功能障碍、遗传缺陷、机体免疫功能障碍、环境因素密切相关。皮肤屏障功能障碍在特应性皮炎和敏感性皮肤发病中均起到关键作用，修复皮肤屏障功能在这两种疾病的治疗中均起到重要作用。在治疗方面两种疾病既有相同点又有差别点：如钙调磷酸酶抑制剂在这两种疾病治疗中均有效，而外用糖皮质激素可以治疗特应性皮炎，却不能用于敏感性皮肤患者。此外，在系统治疗方面两种疾病也有较大差异。

（二）玫瑰痤疮

玫瑰痤疮是一种慢性、复发性、炎症性皮肤病。主要累及前额、双面颊、鼻部和下颏，临床特征为持续性、发作性面部潮红和/或红斑、丘疹、脓疱，可发生毛细血管扩张。而反复面部潮红也是敏感性皮肤患者的常见症状。有很多玫瑰痤疮患者反映在使用护肤品后会导致面部皮肤敏感程度加重，因而，不少玫瑰痤疮患者被误诊为敏感性皮肤。由此可见，区别敏感性皮肤和玫瑰痤疮非常重要。玫瑰痤疮发病机制目前尚不明确，但与敏感性皮肤发病机制有部分相似处，皮肤屏障功能障碍、皮肤免疫、微生物感染、神经和血管功能异常、遗传因素也在玫瑰痤疮发病中起到重要作用。玫瑰痤疮主要分为4型，其中的红斑毛细血管扩张型与敏感性皮肤临床表现较类似，但是两种疾病发展结局显著不同，红斑毛细血管扩张型会发展为增生肥大型，而敏感性皮肤则不会。此外，两种疾病的发病率明显不同，全球敏感性皮肤发病率接近40%，而玫瑰痤疮发病率仅为10%。近年来，有研究表明使用激光共聚焦显微镜技术能够鉴别这两种疾病。敏感性皮肤和玫瑰痤疮在治疗上存在相同之处，但也有明显区别。皮肤的一般护理（如防晒、使用具有屏障修复功能的医学护肤品等）在两种疾病中起到关键作用，采用冷敷/冷喷治疗可以有效缓解皮肤灼热、刺痛等症状。药物治疗如钙调磷酸酶抑制剂对两种疾病都有效，但玫瑰痤疮常常还需要如抗生素类、维A酸类等其他药物治疗。

（三）其他皮肤病

包括如接触性皮炎和皮炎湿疹类、糖皮质激素依赖性皮炎、脂溢性皮炎、口周皮炎等疾病，以及能够引起皮肤干燥的疾病如鱼鳞病、干燥症等皮肤病，均有皮肤屏障功能受损，可出现敏感性皮肤症状，修复皮肤屏障功能在这些疾病的基础治疗中均起到重要作用。

六、敏感性皮肤临床表现

（一）主观症状

当皮肤受到物理、化学、精神等刺激后会出现不同程度的烧灼感、瘙痒、刺痛及紧绷感等不适症状，可持续数分钟甚至数小时，患者常常不能够耐受普通护肤品。

（二）客观体征

敏感性皮肤患者的外观大都基本正常，但有少数人面部皮肤可出现红斑、片状或弥漫性潮红、细小鳞屑、干燥、毛细血管扩张等症状。见图3-6。

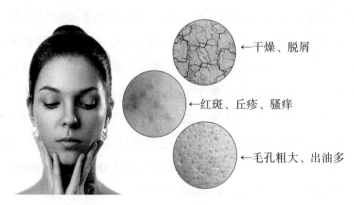

←干燥、脱屑

←红斑、丘疹、骚痒

←毛孔粗大、出油多

图3-6 敏感性皮肤主要临床表现

六、敏感性皮肤诊断标准

根据《中国敏感皮肤诊治专家共识（2017）》，诊断需满足主要条件，次要条件供参考。

（一）主要条件

包括以下2点。

1.主观症状：表现为当皮肤受到物理、化学、精神等因素刺激时容易出现烧灼、瘙痒、刺痛及紧绷感等。

2.排除可能伴有敏感性皮肤的原发疾病，如：玫瑰痤疮、激素依赖性皮炎、脂溢性皮炎、特应性皮炎、接触性皮炎及肿胀性红斑狼疮等。

（二）次要条件

包括以下4点。

1.体征：皮肤出现红斑、潮红、鳞屑和毛细血管扩张。

2.主观评估提示敏感性皮肤。

3.无创性皮肤生理指标测试提示皮肤屏障功能有异常改变。

4.半主观评估：乳酸刺激试验评分≥3分；或辣椒素试验≥3分。

七、敏感性皮肤鉴别诊断

临床上表现为面部潮红、敏感的炎症性皮肤病很多，其中最常见疾病包括：敏感性皮肤、接触性过敏性皮炎、玫瑰痤疮（ETR型）、颜面再发性皮炎、激素依赖性皮炎、面部脂溢性皮炎等，这些疾病在不同时期的临床表现通常具有"交叉性"，而临床医生的诊断多依赖临床表现，常常导致诊断和治疗的混淆。

（一）红斑毛细血管扩张型玫瑰痤疮（ETR）

玫瑰痤疮是一种常见的主要累及面部血管及毛囊皮脂单位的慢性、炎症性皮肤病。临床主要特点表现为：面中部阵发性或持续性潮红/红斑、炎症性丘疹、脓疱、毛细血管扩张，少数患者会发生鼻部肥大增生。临床上最容易与敏感性皮肤混淆的是红斑毛细血管扩张型玫瑰痤疮，该类型潮红和红斑主要发生在鼻及鼻周围的面中部，包括前额部、双面颊及下颏部等部位。受热或受冷、精神紧张或兴奋、进食刺激食物时更明显。潮红早期可表现为阵发性，以后可逐渐发展为持续性红斑或潮红，也可发展为局部毛细血管扩张等。持续数月或数年后可发展为丘疹脓疱型。ETR 与敏感性皮肤的主要区别在于：ETR 的红斑、潮红主要分布在面中部，且常常缺乏主观症状，而敏感性皮肤的潮红和红斑则累及全面部，尤其是双侧面颊部，且常伴有明显的皮肤刺激和瘙痒。

（二）脂溢性皮炎

脂溢性皮炎潮红主要发生在皮脂溢出部位的 T 形区，主要表现为持续性潮红。常伴有黄色油腻的结痂和不同程度的瘙痒，也可有干燥和脱屑。

（三）颜面再发性皮炎

颜面再发性皮炎常常发生在季节更替的时候，主要表现为面部湿疹样改变和明显瘙痒与不适。轻度发作时，只是在检查皮肤时发现细小的不易察觉的小丘疹，只有针帽头大小或只表现为皮肤粗糙度增加、触摸有发硬感觉。病情较重的患者可出现皮肤持续性肿胀、红斑，甚至典型的湿疹样外观。当敏感性皮肤屏障功能受损后未得到及时纠正和修复，可发展为颜面再发性皮炎。

（四）面部接触性皮炎

面部接触性皮炎按发病机制可分为刺激性接触性皮炎与变应性接触性皮炎。与敏感性皮肤鉴别点在于：面部接触性皮炎有明确的接触史，当再次接触致敏原时会更加明显。皮损表现红斑、丘疹、水疱、渗出、结痂等多形性。皮损边界往往清晰且局限在使用部位，伴有明显的瘙痒。可通过斑贴试验鉴别。

（五）激素依赖性皮炎

激素依赖性皮炎是由于长期外用含糖皮质激素制剂，一旦停用会导致原有皮肤病复发、加重，迫使患者继续使用糖皮质激素的一种皮肤炎症性疾病。主要临床表现为：①皮炎型：皮肤发生萎缩、变薄、潮红和毛细血管扩张。②玫瑰痤疮型：可见密集分布的丘疹、脓疱及结节。③色素沉着型：皮肤色泽不均匀，暗沉；可见散在点片状色素沉着斑点或斑块。④毳毛增生型：皮肤干燥、脱屑、变薄、毳毛较正常人增多。⑤混合型：同时出现上述2种以上分型。诊断依靠：有明确的糖皮质激素使用史（可根据外用糖皮质激素高、中、低效的使用时间确定）为基本条件，再加上1～2种临床表现，并根据皮损发生部位可确诊。

（六）光敏性皮肤病

光敏性皮肤病是一组与紫外线照射及光敏性物质有关的，以慢性光化性皮炎为主的一系列病谱性疾病。发病原因主要是特异性体质人群对日光所产生的变态反应；光敏性皮肤病客观体征较重，主观症状较轻。皮疹主要发生在曝光部位的皮肤，如面颈部及手背部皮损较重，皮损可呈多种形态，如红斑、丘疹、结节、鳞屑、渗出等，皮损经日晒后加重，瘙痒较明显。诊断依靠临床表现、光敏试验和光斑贴试验。治疗方法主要是修复皮肤屏障、抗感染治疗、免疫抑制剂治疗及光硬化治疗。

敏感性皮肤是指皮肤在生理或病理条件下所发生的一种高反应状态，是由于皮肤屏障破坏、免疫炎症反应及神经血管高反应性所造成。发病原因主要是皮肤屏障破坏、神经血管高反应性以及免疫炎症反应。敏感性皮肤主观症状较重而客观体征较轻，主要表现为当受到物理、化学及精神等因素刺激时，皮肤容易出现灼热、瘙痒、刺痛及紧绷等主观症状，可伴有或不伴有肿胀、红斑、脱屑及毛细血管扩张等客观体征。诊断依靠临床表现、乳酸刺痛试验和辣椒素试验。治疗主要修复皮肤屏障和降低神经血管高反应性。

八、评估敏感性皮肤方法

目前评估敏感性皮肤严重程度以及疗效的方法主要有以下3种方法。

（一）主观评估

由于敏感性皮肤的主观症状更明显，目前认为，可以采用问卷调查表的方式来诊断敏感性皮肤。Laurent Misery等制定的敏感皮肤10项问卷调查表能够快速评判敏感性皮肤。10项问题包括：热感、烧灼感、疼痛感、瘙痒、紧绷感、刺感、热潮红、红斑、整体敏感程度及全身不适感。每项问题评分分值为0～10分，满分为100分。该项问卷评分结果与皮肤病生活质量指数具有相关性。此外，视觉模拟量表及皮肤病生活质量指数（DLQI）等用于皮肤科的评估量表也常被作为评估敏感性皮肤的辅助工具。

（二）半主观评估

辣椒素（TRPV1的天然激活剂）试验是目前评判敏感性皮肤最可靠的半主观试验。阳性提示有神经源性敏感性皮肤。方法：通过滤纸或棉棒将一定浓度的辣椒素溶液涂抹于受试者鼻唇沟处，询问其灼痛感进行主观评分（1分为勉强、2分为轻度、3分为中度、4分为重度、5分为疼痛），若灼痛感持续时间大于30s而且烧灼感程度为中度或重度时，可记为辣椒素刺激试验阳性。

（三）客观评价

通过VISIA、反射共聚焦显微镜等仪器客观评价敏感性皮肤。主要评价指标包括：

1.经皮水分丢失量（TEWL）增加、角质层含水量减少以及皮脂含量减少、皮肤pH值升高。

2.皮肤镜下显示皮损处有明显的毛细血管扩张。

3.反射式共聚焦显微镜下为：表皮厚度变薄、角化不全；蜂窝组织结构紊乱、蜂窝图案深度减小。

4.皮肤敏感度测试仪（TiVi）检测显示：平均红斑面积和红斑强度增加。

九、敏感性皮肤治疗

敏感性皮肤是一系列皮肤病的症状，包括一些皮肤病和亚临床表现的皮肤病，并非一个独立的疾病。不同类型敏感性皮肤发病机制不同，因此在治疗上没有统一方案，需根据不同的发病原因制定相应的治疗策略。继发或伴发皮肤炎症性疾病时需要配合使用局部和系统抗炎症治疗；不伴发皮肤炎症和皮肤炎症控制好的患者，应注重对皮肤屏障功能的修复和改善。

（一）首先要明确病因

治疗敏感肌肤之前，首先要查找造成面部皮肤敏感原因。比如：有无外用过激素软膏所致激素依赖性皮炎，有无患特应性皮炎和玫瑰痤疮及其他皮肤疾病史。有无进行过美白或去痘以及其他破坏皮肤屏障的护肤项目。如果病情较轻，去除病因，注意合理护肤即可；但如果病情比较严重，则需要采取药物治疗。

（二）祛除病因

在明确病因的情况下，一定要祛除病因。比如停用激素类外用制剂，停用破坏皮肤屏障的美白、去痘护肤产品，停用可疑致敏药物等。

（三）健康教育

因敏感性皮肤极易反复发作，健康教育和心理疏导非常重要。嘱咐患者尽可能避免各种触发因素，如避免滥用化妆品、防止日晒、尽量避免饮酒和进食辛辣刺激食物、密闭的热环境及情绪波动等。多注意休息，可以多进食一些具有抗氧化作用的蔬菜、水果等绿色食物。在医生指导下，积极耐心地配合治疗，定期随访，树立信心，使皮肤尽量能维持在一个比较良好的状态。长期使用激素类外用药物，皮肤会出现药物依赖。突然停用，可能会出现敏感和皮损加重的情况，导致患者不能耐受甚至焦虑，即使出现这种情况也不能再次应用上述药物。因为如果再次应用，病情会无法控制甚至逐渐加重。

（四）局部护理

修复受损的皮肤屏障，合理护肤是治疗敏感性皮肤的关键措施。合理护肤要遵循严格防晒、温和清洁、舒缓保湿原则。宜选用经过临床验证且安全性好的具有修复皮肤屏障作用的医学护肤品。温水洁面，每日洁面次数不宜过多，洁面时间不宜过长，避免过度洁面，避免使用祛角质产品。

1.正确护肤：敏感性皮肤主要是由于一些不正确护肤习惯导致皮肤屏障被损伤、破坏所导致。因此，要保护和修复皮肤屏障首先要做到正确护肤，尽量避免可能会伤害皮肤屏障的做法。

（1）常见的错误护肤方法：过度清洁皮肤，如洗脸过勤、洗脸时间过长、洗脸时太过用力揉搓皮肤；使用过强的清洁剂或者清洁方法，如使用磨砂洁面膏和洗脸刷等过度去角质产品；过度护肤，如过度敷面膜达到每日1~2次，同时使用多种护肤品等；过度使用面膜，皮肤在过度潮湿的环境，角质形成细胞会出现明显水肿，加快脱落，导致"水合皮炎"，诱发和加重皮肤敏感。

（2）正确的护肤方法：清洁次数不宜过多，选择以氨基酸类表面活性剂作为主要成分的清洁产品，不宜使用脱脂力太强的含皂基等碱性清洁用品，可能会对皮肤造成损伤。选择性能比较温和、防腐体系安全、没有太多乳化成分和香精的产品，没有角质剥脱作用，对自身皮肤不会造成刺激的产品。选择含有能够促进皮肤屏障修复成分的护肤品：如神经酰胺、葡聚糖、尿囊素、胆固醇、红没药醇、烟酰胺、洋甘菊提取物、甘草或者甘草酸绿茶提取物等。这些成分有助于修复皮肤的屏障，减轻刺激，有助于褪红。建议使用具有舒缓、保湿、修复功能的医学产品，因其不含有易致敏香精、甲醛释放物以及酒精等刺激成分产品，含有比例合适的生理性脂质成分，经实验及临床论证具有治疗作用。国内目前现有很多比较好的医用护肤品品牌，可供患者选择合适的护肤品。

（五）注意避免各种刺激因素

避免过冷和过热刺激（如冬天冷风刺激和夏天日光暴晒）、避免接触酸碱性的刺激物质及物理性摩擦等。无论夏天还是冬天、晴天还是阴天，也无论户外还是室内都要防晒；做到一年四季任何天气都注意防晒，只是防晒程度可以有差别。防晒措施：首选物理防晒（太阳伞或遮阳帽），防晒用品推荐选用药妆产品，因为药妆产品易清洗不刺激，而一般的防晒霜难清洗、易致敏。尽量少用护肤品，不化妆。

（六）改善生活方式

1.早睡早起，避免熬夜：皮肤有自我修复功能，而修复过程通常都是从半夜一两点开始启动，如果经常熬夜到很晚，就会导致皮肤生物功能紊乱，细胞修复机制不能按时启动。此外，熬夜会消耗抗氧化剂，如维生素B族和水溶性的维生素C等物质，这些抗氧化剂被消耗掉以后，皮肤的自由基和炎症反应就会增加，引发一系列的皮肤损伤。

2.饮食：少吃含糖和过于精制的碳水化合物；多吃蔬菜水果，

因为它们含有丰富的花青素、维生素C、类胡萝卜素等抗氧化剂，这些抗氧化剂可以修复皮肤屏障和减轻皮肤的炎症反应。

（七）药物治疗

1.外用药物治疗

（1）神经调节剂：敏感性皮肤的发病机制之一是神经感受性增加。表达于皮肤神经末梢表面的表皮层瞬时受体电位通道家族（transient receptor potential，TRP），被认为可促进神经肽的释放，引起皮肤神经源性炎症反应；瞬时受体电位香草酸亚型1（transient receptor potential vanilloid 1，TRPV1），又称辣椒素受体，介导烧灼感、疼痛、瘙痒以及化学性刺激的感觉传入。目前，已有国内外学者将TRPV1作为生物靶点，开发出其拮抗剂：反-4-叔丁基环己醇，用于控制敏感性皮肤相关症状。Gilles等开发了一种新的合成四肽，可模拟天然阿片肽，减少皮肤神经末梢刺激。改善敏感性皮肤的敏感度。Dieamant等临床研究结果显示，红景天提取物/L-肌肽化合物可降低经表皮失水率（TEWL），改善敏感性皮肤者皮肤干燥等不适感。

（2）益生菌：有研究团队临床应用10%长双歧杆菌提取物，每天2次，2个月后，皮肤敏感性明显降低。研究者推测，长双歧杆菌可能是通过降低神经元反应性来降低皮肤敏感性。另一项研究发现，用口服的方式补充益生菌（副干酪乳杆菌）可降低敏感性皮肤患者的皮肤敏感度，并可促进皮肤屏障功能的修复。

（3）钙调神经磷酸酶抑制剂：局部外用钙调神经磷酸酶抑制剂（吡美莫司或他克莫司）可以改善敏感性皮肤症状。吡美莫司能快速抑制和缓解敏感性皮肤患者的烧灼和瘙痒。其作用机制可能与吡美莫司调节了皮肤感觉神经上的TRPV1功能有关。还可改善角质层水合度，降低TEWL，从而改善表皮屏障功能。曹源等采用0.1%他克莫司软膏治疗成人面部敏感性皮肤结果显示，治疗3周后敏感性皮肤患者自觉干燥、烧灼、瘙痒、针刺感等症状均有明显改善。0.1%他克莫司软膏局部刺激反应较常见，但多为一过性，并且可耐受。也有研究发现，局部应用吡美莫司或他克莫司对皮肤屏障的修复有负面作用，其减少了表皮脂质合成和抗微生物肽表达，但不增加TEWL。为了克服局部应用钙调神经磷酸酶抑制剂对皮肤屏障的负面影响，与生理脂质混合物联合使用可促进面部皮肤屏障恢复正常，因而，在治疗敏感性皮肤时宜联合保湿剂或皮肤屏障修复剂，才能达到较为理想的效果。

（4）其他抗炎药物：重组牛碱性成纤维细胞生长因子可通过调控细胞活性、增殖、分化与迁移等多种功能，促进组织修复和再生。

2.系统用药

症状严重者可酌情配合口服药物治疗等。对于灼热、瘙痒、刺痛感及紧绷感显著的患者可给予复方甘草酸片、组胺药物抗炎、止痒、缓解症状；硫酸羟氯喹片抗炎及降低光敏性；对于伴有焦虑、抑郁状态患者可酌情给予抗焦虑和抑郁类药物。有新研究发现，口服益生菌也可降低皮肤敏感性，有利于皮肤屏障修复。

（八）光电、物理治疗

1.冷喷、冷膜、冷超治疗：对热刺激敏感的患者，可通过冷喷、冷膜、冷超等低温物理作用收缩扩张的毛细血管，达到减轻炎症的目的。如：局部冷喷蒸馏水、复方甘草酸苷溶液、马齿苋提取液。

2.低能量激光疗法（LLLT）：主要利用发光二极管（LED）、激光或其他光源发挥光生物学调控作用，通过非光热作用调节细胞活性，简称为光调作用。可以促进角质形成细胞增生和促进胶原合成增多，使皮肤的厚度增加，增强皮肤屏障功能；抑制促炎因子的释放，实现敏感性皮肤的抗感染治疗；调节感觉神经纤维的功能，改善神经的敏感性，针对敏感性皮肤的多个环节都能进行有效治疗。临床应用比较多的如红黄光（LED光）、调Q 1064nm激光。

LED光通常采用633nm红光和590nm黄光，红光具有抗炎和促进皮肤屏障修复的作用；而黄光可降低末梢神经纤维兴奋性，促进细胞新陈代谢，能够促进皮肤的砖墙结构恢复，从而加快皮肤屏障功能修复，对于敏感性皮肤以及处于过敏期的皮肤都有良好的缓解和治疗作用。630nm红光可减轻炎症反应、减少表皮失水量、增加角质层水合度、促进皮脂合成，抑制黑素形成，从而加快皮肤屏障的修复。治疗时，光源需距离治疗区域约20cm，强度不得超过50mW，建议光照时间在20min以内，治疗结束后外敷舒缓修复面膜可以增加患者舒适感。需要注意的是，有些敏感性皮肤患者可能存在光敏感，如LED光疗后面部红肿增加，排除其他因素后，则应停止照光，使用抗光敏药物治疗。

采用大光斑低能量调Q 1064nm激光（$0.8 \sim 1.2 J/cm^2$，脉宽0.3ms，直径7mm）治疗敏感皮肤，起到免疫抑制和使受损的细胞能够得到足够的能量进行修复。以患者能耐受为准，通常治疗后皮肤的瘙痒感能够迅速缓解。因而建议对瘙痒症状较明显的敏感性皮肤患者，可在传统药物治疗的同时，加上调Q 1064nm激光治疗，可以快速缓解患者的症状。

3. 光电协同技术（ELOS光电平台）：是将普通强脉冲光（IPL）和射频（RF）联合的技术。IPL的光源并非激光，是设备发出的多色非相干毫秒脉冲光，能量比普通光能低30%，对表皮刺激较小，对敏感性皮肤治疗时更安全。其可通过对表皮细胞的光调作用，达到促进皮肤屏障功能修复，从而缓解皮肤敏感症状。此外，因敏感性皮肤常伴有毛细血管扩张，IPL还可通过热凝固作用靶向治疗和封闭扩张的毛细血管，可有效改善敏感性皮肤面部潮红以及痒、痛、灼热、紧绷感，且安全性高，无明显不良反应。同时，RF可穿透表皮，刺激真皮Ⅰ、Ⅲ型胶原增生，增加表皮厚度，提高皮肤的耐受性。ELOS光电平台将强脉冲光与射频优势互补，两者联合使用，可降低各自的能量，从而增加了敏感性皮肤对治疗过程的耐受度。在保持较低光能的情况下，增加光能治疗深度，强化选择性吸收程度，降低表皮热损伤风险，同时也保证了治疗的有效性与安全性。需要注意的是，强脉冲光及射频都需要在恢复皮肤屏障功能的基础上进行。

4.短波理疗：常用舒敏之星射频治疗仪。通过三重作用帮助修复重建皮肤屏障，达到修复敏感肌肤的目的。①不产生热量的微射频具有补水、辅助修复皮肤屏障功能的作用。②超强电离技术：将普通水电解成带电的离子水，水分更容易被皮肤吸收。同时，能够通过改变细胞膜表面的电位分布，使水通道被打开，增强皮肤的渗透性与通透性，使水能够进到皮肤深层。通过补充皮肤所需的水分和脂类，重建正常的皮肤砖墙结构。③注氧技术：将纯氧注入皮下，改善肌肤缺氧状态，同时提高局部的血氧浓度，促进细胞新陈代谢以及炎症因子的代谢。提高皮肤的感觉神经兴奋阈值，降低敏感性，恢复皮肤健康状态。

5.脉冲燃料激光（PDL）：PDL在敏感性皮肤的治疗中主要作用是封闭扩张的毛细血管，而对炎症反应效果不明显。其可通过作用于扩张的毛细血管，促使毛细血管内的血红蛋白凝固，从而使扩张的毛细血管封闭，达到消退面部浅层红斑和减轻毛细血管扩张的效果，还可以使患者灼热、瘙痒、刺痛等主观症状明显缓解，有研究采用PDL对以面部潮红为主要表现的敏感性皮肤患者进行全面部治疗，结果显示面部潮红明显减轻。皮肤镜下显示毛细血管明显变细、减少；尤其是代表红色的皮肤色度指标EI明显降低。但经表皮水分丢失量等皮肤屏障功能相关指标并未得到改善。因此，有学者认为在敏感性皮肤稳定期时炎症反应轻微的情况下，可用PDL封闭血管治疗鼻翼或面颊毛细血管扩张。但是，在炎症反应较重的急性期和进展期，则不建议使用PDL进行治疗。DPL属于非剥脱性激光，穿透层次浅，精确度高，患者可耐受其治疗过程。

6.微针疗法：是利用微针上的多个细小针头，损伤刺激皮肤，刺激机体实现自我修复过程，达到重建组织结构和修复皮肤屏障功能的效果。在较短时间内微针就可以做出超过200 000个细微孔道，这些冷性、物理性点阵式微损伤能够最大限度地保护表皮的完整性，降低发生不良反应的风险，治疗敏感性皮肤耐受性好。微针的机械性刺激，能够促进皮肤血液循环，加速皮肤的新陈代谢；调控肌肤菌群，改善肌肤的微生态；刺激真皮层胶原再生，增厚表皮层；重建真皮结构，修复受损皮肤的屏障功能。由于皮肤的角质层屏障作用，导致药物的透皮吸收量大大降低，即便添加各种促渗剂也只能使部分小分子药物透过皮肤达到有效的药物浓度，分子量较大的药物透皮渗透量和速度无法满足治疗的需求。微针疗法暂时打开的微通道可显著提高药物或活性成分的透皮吸收，促使含有抗炎、修复等成分的药物渗透至皮肤，改善皮肤炎症；减少经皮水分丢失以及促进原有细胞功能正常化，在敏感性皮肤的治疗中具有良好的临床应用前景。建议使用微针长度为0.5~1mm，以面部皮肤均匀泛红、无渗血或轻微渗血为治疗的终点反应。治疗过程中应避免多次重复，避免针距过于密集，尽量减少表皮损伤程度，缩短术后恢复期，减少术后并发症的发生。治疗间隔为每4周1次，连续治疗3次为1疗程。可同时导入细胞生长因子等表皮修复因子、类人胶原蛋白或蓝铜胜肽等药物促进角质细胞增殖分化，增加皮肤厚度。微针术后注意防晒、保湿、修复。

纳米微针依据人体皮肤的生理机制而研制，针头直径和长度远小于普通微针，其仅可刺破皮肤角质层，打开坚韧的角质层，触及不到真皮层及丰富的皮下神经，不会产生痛感，很好地规避了传统微针治疗急性期敏感性皮肤，需外涂麻药加重敏感的风险。此外，纳米微针可迅速打开皮肤屏障通道，促进水溶性药物透皮吸收。纳米微针还可以刺激真皮纤维的再生。皮肤屏障受损的恢复时间亦明显短于传统微针。

7.黄金射频微针：可用于治疗敏感肌，黄金微针的针头是绝缘针头，仅在针尖处释放能量，对表皮的损伤较小。其可以通过微针术后启动皮肤的修复机制，改善皮肤厚度；同时微针在瞬间打开大量皮肤通道，可以即刻导入一些抗炎、修复成分的药物，促进皮肤吸收，直达病灶发挥最大药效。

8.超声波导入：其原理是利用超声波高频振动使得皮肤细胞随之振动，由此产生细微的按摩作用，能够促进血液微循环、增强细胞的渗透性，促进药物和营养物质的吸收、加快细胞新陈代谢和再生能力。此外，超声波还可以利用其热能，舒缓皮肤炎症，缓解灼热刺痛及不适感。敏感性皮肤可利用超声波导入仪导入EGF寡肽修复喷雾，含有神经酰胺、维他命B_5等具有舒敏、保湿、修复功能的医用护肤品、透明质酸修护生物膜等促进功效性成分的深入吸收。舒敏专家将超声波导入、电磁波加热、黄极光（590nm、830nm）合为一体，发挥抗炎、补水、镇静、修复皮脂膜屏障等多项功能。治疗敏感性皮肤时，时间间隔为每周1~2次，连续治疗4~8次疗效显著。

9.PRP技术：富血小板血浆简称PRP。是一种抽取自身的静脉血液后，经过离心所获得的富含血小板的浓缩物，该血小板水平通常是正常全血的4~7倍。PRP常通过中胚层注射方式注射到皮肤内。PRP进入皮肤组织间隙结构之后被激活，继而合成和释放出较多数量的生长因子类物质，其中包括表皮生长因子（EGF）、血小板衍生生长因子（PDGF）以及成纤维细胞生长因子（FGF），这些生长因子可以通过促进细胞分裂，刺激胶原蛋白、纤连蛋白、透明质酸和蛋白聚糖等各种基质分子生成，支持促进细胞增殖生理过程，具有修复皮肤屏障的功能。转化生长因子β（TGF-β）则可清除氧自由基，而血管内皮生长因子（VEGF）则可诱导新生血管形成，从而替代了原来扩张的毛细血管，使毛细血管的通透性降低，炎性介质渗出减少，缓解面部炎症。PRP可通过直接注射，真皮层或皮下浅层可以通过微针导入，通常间隔1~2个月治疗1次，3~4次为1个疗程。

（九）医学护肤品

皮肤屏障功能受损是敏感性皮肤的重要发病机制。应用医学护肤品修复受损的皮肤屏障。恰当配方的无乳化剂、无香料、无防腐剂的含温和无菌清洁剂、保湿剂的医学护肤品能改善敏感性皮肤红斑、干燥、瘙痒和肿痛等症状，且耐受性良好。修复皮肤屏障的有效成分包括：保湿类，包括透明质酸、胶原蛋白等；锁水类，包括牛油果油、神经酰胺、角鲨烷等细胞间脂质；褪红修复类，包括积雪草、红没药醇、甘草酸二钾等。喷雾形式的温泉水，也具有良好的舒缓作用，可用于改善敏感症状。大量研究证实具有保湿、修复、舒敏等功能的医用护肤品在辅助治疗面部敏感性皮肤中疗效确切，而且对灼热、干燥、紧绷感等症状缓解优于非激素类抗炎药物。

国产医学护肤品舒敏控油类和舒敏保湿修复类两种护肤品主要功能性活性成分为：马齿苋提取物（消炎、抗菌、抗过敏）；水溶性甘草提取物（抗炎作用）；透明质酸（深层保湿和补充水分）；牛油果树果油（为角质层补充脂质成分，有助于修复皮肤的屏障功能）。对敏感性皮肤都有辅助治疗作用。

医学护肤品透明质酸修护生物膜主要成分为透明质酸，具有抗炎、保湿、促进胶原合成及创伤愈合等作用，可以减轻炎性反应、促进修复皮肤屏障功能、提高皮肤的耐受度，且未发现不良反应。

总的来说，敏感性皮肤病因复杂，治疗敏感性皮肤需要针对患者病因、针对不同阶段皮肤反应选择不同治疗方案。当皮肤处于炎症反应时，首先要选择抗感染治疗，光电治疗应在充分抗炎和修复的基础上再选择低能量 IPL、LED 或 ELOS 等辅助治疗。待皮肤达到一个稳态时，可结合 PDT、PDL 甚至可以用到剥脱性点阵激光进行封闭血管、增加皮肤厚度的治疗。

第三章 玫 瑰 痤 疮

一、玫瑰痤疮概述

玫瑰痤疮（rosacea）俗称酒渣鼻或酒糟鼻，在中青年中多发，最常见于20～40岁女性患者。其好发于面中部，主要累及毛囊皮脂腺单位及面部血管的慢性炎症性疾病。该疾病病程长，以反复发作和缓解交替为特征，影响患者容貌，给患者的心理和社交带来影响。

二、玫瑰痤疮主要发病原因

其病因和病理生理学目前尚不清楚，研究表明可能与遗传、免疫炎症反应、血管神经病变、蠕形螨、环境等因素有关。

（一）内源性危险因素

1.遗传因素：有研究发现约有1/4的玫瑰痤疮患者有家族遗传史。

2.精神因素：是最常见的诱发和加重因素，有研究发现压力可使玫瑰痤疮患者的面部潮红加重。

3.肥胖：近年来，有研究发现，肥胖可增加玫瑰痤疮发病风险。其机理可能与肥胖可诱导炎性因子的表达，加重玫瑰痤疮患者的炎症反应。此外，肥胖还可以影响小血管的结构及功能，导致玫瑰痤疮患者面部血管扩张。

（二）外源性因素

1.紫外线：据研究发现，玫瑰痤疮患者通常有较长时间的日晒暴露史，证明紫外线与玫瑰痤疮的发病有关。

2.微生物感染：已证实，毛囊蠕形螨感染是玫瑰痤疮发生的重要危险因素。蠕形螨是主要寄生在毛囊和皮脂腺中的正常菌群，而玫瑰痤疮患者面部蠕形螨数量及密度均明显高于正常人。伊维菌素等一些治疗蠕形螨的药物可有效改善玫瑰痤疮患者的症状。近来研究认为，幽门螺旋杆菌和小肠细菌这些肠道微生物过度生长也在玫瑰痤疮发病中起到一定作用。

3.吸烟：有一项以玫瑰痤疮患者54 132例和正常人80 156例为研究对象的Meta分析中发现，戒烟可增加玫瑰痤疮发病的风险，而吸烟可降低其发病的风险。分析原因可能与烟草中的尼古丁有关，尼古丁可通过抑制玫瑰痤疮患者炎症因子的表达以及促进血管收缩的作用减轻患者血管扩张。而戒烟后，由于尼古丁的戒断会导致血管扩张，诱发或加重红斑及毛细血管扩张症状。

4.饮酒：最新研究表明，饮酒不但与玫瑰痤疮的发病显著相关，而且与酒精摄入量有关。其原因可能是酒精也可以通过诱导血管扩张以及促进炎症因子的释放等因素参与玫瑰痤疮的发病。有学者认为酒精还可以通过促进肠道微生物的增殖来增加玫瑰痤疮发病风险。

三、玫瑰痤疮主要发病机制

目前尚不明确，神经源性炎症和神经血管调节异常可能是玫瑰痤疮的发病基础。日晒、外界温度变化、患者情绪改变及食用辛辣刺激食物等触发因素可激活周围感觉神经末梢，导致皮肤出现血管扩张、灼热、刺痛、瘙痒等不适感，这意味着神经源性炎症在玫瑰痤疮发生、发展中有着重要作用。

四、玫瑰痤疮主要临床表现

主要临床表现为：面颊部、口周或/和鼻部无明显诱因出现阵发性潮红或持续性红斑且潮红明显受紫外线、温度、情绪等因素影响；面颊部、口周或/和鼻部丘疹与脓疱、毛细血管扩张和/或增生肥大；可伴有灼热、瘙痒、刺痛、干燥等皮肤敏感症状；眼部症状。见图3-7。

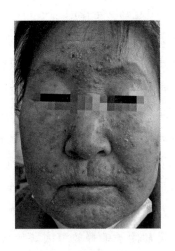

图3-7　玫瑰痤疮临床表现

五、玫瑰痤疮分型

根据患者的症状目前将玫瑰痤疮分为四型：红斑毛细血管扩张型、丘疹脓疱型、肥大增生型及眼型。各型之间可以互相转化甚至并存。

六、诊断与鉴别诊断

（一）诊断

2017版美国国家玫瑰痤疮专家委员会诊断标准：

1.诊断特征（1条及以上就可以诊断）

（1）面中部可能周期性加重的持续性红斑。

（2）增生肥大改变——特征是组织肥大，表现为皮肤增厚、轮廓不规则。鼻子（鼻赘）是最常见的受累部位。

2.主要特征（2条及以上可提示玫瑰痤疮）

（1）阵发性潮红。

（2）丘疹/脓疱。

（3）毛细血管扩张。

（4）部分眼部表现（睑缘毛细血管扩张、睑缘炎、角膜炎、结膜炎和角膜巩膜炎等）。

2017年国际标准区分了不同表型的诊断价值，淡化了分型的概念，提示医生应当注重玫瑰痤疮患者的表型。

《中国玫瑰痤疮诊疗指南（2021版）》提出了国内最新的诊断标准（见表3-1）。

国内专家发现中国玫瑰痤疮患者最基本的病理生理改变是面部中央血管受累，且有发现国内玫瑰痤疮患者不同部位的皮损也具有不同特征。因此，在2016版专家共识的基础上，2020年国内学者提出了玫瑰痤疮分部位诊断标准，编写出我国第一个《中国玫瑰痤疮诊疗指南（2021版）》。

表3-1 玫瑰痤疮中国诊断标准

皮损部位	必要性表现	选择性表现
面颊部[a]	伴有阵发性潮红的、可能周期性加重的持续性红斑	1.阵发性潮红 2.毛细血管扩张 3.丘疹和脓疱
口周/鼻部[b]	可能周期性加重的持续性红斑	4.增生肥大改变 5.眼部症状（睑缘炎、角膜炎、结膜炎、角膜巩膜炎）

a. 面颊部满足必要性表现就可诊断玫瑰痤疮，无论是否有选择性表现。
b. 口周/鼻部在满足必要性表现的基础上需合并至少1种选择性表现才可诊断玫瑰痤疮。2个部位中只要有1个满足诊断标准，即可诊断玫瑰痤疮。

（二）辅助检查

目前辅助检查手段有限，无特异性检查手段，在临床工作中可作为参考。仍以临床表现综合诊断指南标准进行诊断。

1.皮肤镜：目前最常用的无创检测手段，主要应用于毛细血管扩张明显的玫瑰痤疮辅助诊断。主要特征为在红色或者紫红色背景上的多角形血管。见图3-8。

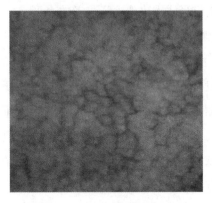

图3-8 玫瑰痤疮皮肤镜表现

2.反射式共聚焦显微镜：一种无创检测方法，主要针对毛囊蠕形螨检测，在不同型别或者不同皮损的玫瑰痤疮中，其毛囊蠕形螨的含量和密度不同。

3.计算机辅助成像系统：一种无创检测方法，主要是对毛细血管扩张明显的玫瑰痤疮患者进行疾病诊断、严重程度评估以及治疗效果的定量评价。

4.皮肤病理检查：因为有创检查，且特异性不高，临床应用较少，主要作为鼻赘期手术切除后所进行的病理组织活检。

（三）鉴别诊断

1.以持续红斑为主要表现者

（1）激素依赖性皮炎：患者有明确的外用或吸入糖皮质激素史，停用激素3d左右出现瘙痒、烧灼、干燥等明显的"难受三联征"。激素诱导型玫瑰痤疮可表现为玫瑰痤疮样皮疹加"难受三联征"，区别主要依靠激素用药史及两个鉴别点：①由糖皮质激素引起的皮损通常分布于口周；②皮损的持续时间与激素的使用具有相关性，停药后皮损或可好转。

（2）脂溢性皮炎：临床表现可与玫瑰痤疮类似，且这两种疾病可能同时存在。但脂溢性皮炎通常在青春期发病，主要对称发生在前额部、眉弓、鼻唇沟及下颌部等皮脂腺较丰富部位。皮损特征为油腻性、鳞屑性、黄红色斑片。

（3）颜面再发性皮炎：好发于春秋季，反复再发。皮疹主要表现为轻度局限性红斑，表面细小糠状鳞屑，瘙痒不明显。

（4）皮炎/湿疹：有致敏原接触史，瘙痒明显，血清IgE和/或嗜酸粒细胞水平升高。

（5）红斑狼疮：是一种自身免疫性疾病，可有类似于玫瑰痤疮的皮损表现。持续性红斑和红斑块，呈紫红色。无阵发性潮红，也无明显的烧灼感、刺痛感；结合血清自身抗体检测或皮损组织病理检测做出诊断。但当玫瑰痤疮患者的治疗效果不佳时，医生应考虑红斑狼疮。

2.以丘疹脓疱为主要表现者

（1）痤疮：与玫瑰痤疮共同表现是都可能出现丘疹、脓疱。痤疮基本损害为粉刺，而玫瑰痤疮有阵发性潮红和毛细血管扩张。临床上也常见玫瑰痤疮与痤疮并存的患者。

（2）颜面播散性粟粒性狼疮：皮损特点为面颊部、鼻部及眼周圆形坚硬的丘疹、结节；通常无阵发性潮红和毛细血管扩张；皮损病理检查可见真皮部干酪样坏死表现。

3.以阵发性潮红为主要表现者

（1）类癌综合征：可出现面部阵发性潮红，常伴有其他系统临床表现，可通过相关血液生化检查及影像学检查做出诊断。

（2）围绝经期综合征：除了面部潮红，还常伴有月经改变、精神神经症状以及心血管、泌尿生殖系统症状。

4.以增生肥大为主要表现者

（1）鼻部结节病：依靠皮损组织病理及肺部影像学检查结合做出诊断。

（2）皮肤肿瘤：部分皮肤良恶性肿瘤如皮脂腺增生、基底细胞癌、鳞状细胞癌可有类似结节表现，可通过病理学检查鉴定。

七、玫瑰痤疮治疗方法

（一）治疗原则

该病没有特效药物治疗，主要是缓解或消除临床症状，减少或减轻复发，缩短发作期，提高患者生活质量。因此，治疗前应该明确皮损类型，进行个体化综合治疗；积极控制炎症反应，抑制增生。

（二）患者教育

合理护肤和生活管理对于玫瑰痤疮患者十分重要，主要包括以下4点。

1.修复皮肤屏障，使用保湿润肤制剂，在治疗及预防阶段中都很重要。在玫瑰痤疮发病之前，护肤不当即可导致皮肤屏障受损，从而引发皮肤敏感，进一步加重后，诱发玫瑰痤疮。而玫瑰痤疮的慢性炎症是导致皮肤屏障受损的主要原因。在此期间，护肤不当可使皮肤屏障功能障碍更加严重，形成恶性循环。因此，一旦出现屏障受损的临床表现，应积极修复屏障，以避免诱发玫瑰痤疮。

（1）急性期护肤：急性发作期玫瑰痤疮通常表现为持续性潮红、肿胀、灼热等，此时的皮肤护理原则以尽量减少刺激、安抚稳定为主。具体实施方法：暂停洁面产品，仅使用37℃左右清水清洁皮肤，涂抹配方简单的医用修复保湿剂。也可以使用冷喷或冷敷（15~20min）缓解不适感，并在喷雾或湿敷后涂抹保湿剂；外出防晒建议尽量选择打遮阳伞、戴帽子等物理防晒措施。

（2）稳定期护肤：①温和清洁皮肤。每天至少清洁一次面部，保持皮肤清洁干净。洗脸时，可以用温水、指腹轻柔揉搓，避免用力擦洗。避免使用去角质凝胶、传统肥皂（碱性）等洁面用品，可使用更接近正常皮肤pH值的非皂类清洁剂（如液体洁面乳）清洁皮肤。②做好保湿工作。尽量使用含神经酰胺、透明质酸、Ca^{2+}等对皮肤屏障具有修复作用的功效性护肤品。③避免刺激性。尽量避免使用可能会刺激皮肤的爽肤水、收敛剂和化学去角质剂等护肤品。

2.避免外部因素加重玫瑰痤疮：玫瑰痤疮潜在触发因素很多，发生率由高到低分别有紫外线照射、情绪压力、炎热气候、冷风刺激、剧烈运动、饮酒、热水澡、极寒天气、辛辣食物、湿度改变、冷热更替、部分化妆品和护肤品、热蒸汽等等。这些触发因素可能通过多种细胞激活介导后续生理生化反应。因此需告知患者尽量避免潜在的触发因素。注意防晒和涂抹广谱防晒霜（SPF30或更高，PA++～+++)，使用温和的清洁及保湿产品保护皮肤和眼睛。饮食方面，避免食用会导致发汗、血管扩张或面部潮红的食物，如酒精、辛辣食物、非常热的食物或饮料。

3.心理安抚，鼓励调整心态，减少紧张等情绪波动。玫瑰痤疮皮损影响患者容貌、容易增加患者耻辱感。而灼热、瘙痒及刺痛等主观症状影响患者的生活质量，加重患者精神负担，严重者可诱发心理和精神疾患。国外学者Alinia等和国内学者丁惠玲等发现玫瑰痤疮患者更易发生抑郁焦虑，且疾病的严重程度和抑郁水平之间有直接的关系。有国外学者对伴有抑郁或焦虑的玫瑰痤疮患者治疗疾病的同时，进行了积极的心理干预，结果显示患者的皮疹、心理状态及生活质量都发生了积极的改变。但目前，临床医生更关注于控制和缓解患者的临床症状，而往往忽视患者的心理健康教育。因此，在未来的治疗中，临床医生还需要足够重视玫瑰痤疮患者的心理问题，将患者心理状态评估纳入疾病的评价指标中，早期采取相应的干预措施。

4.清淡饮食，改善睡眠。

（三）治疗

治疗目的是缓解或消除临床症状，减少或减轻复发，提高患者生活质量。玫瑰痤疮是一种慢性反复发作的疾病，但是，若只有阵发性潮红反复发作，一般不需要药物治疗，只需科学护肤、改善生活方式、减少刺激因素就可有效控制。

1.局部治疗

（1）修复和维持皮肤屏障功能：角质层物理屏障主要由角质细胞和细胞间生理性脂质构成"砖墙结构"。细胞间生理性脂质由神经酰胺、胆固醇和游离脂肪酸以1∶1∶1的比例存在（摩尔比）。当皮肤屏障受损时，砖墙结构被破坏，细胞间脂质大量流失。造成患者的皮肤生理指标明显异常，主要表现为：①角质层含水量降低。角质层含水量是衡量皮肤屏障功能的重要指标，多项研究发现，无论是在红斑毛细血管扩张型玫瑰痤疮还是丘疹脓疱型玫瑰痤疮，均存在角质层含水量的降低。②表皮角质层水分丢失量（TEWL）升高，TEWL是反映角质层渗透性屏障功能的主要指标。TEWL值越高，提示角质层渗透性屏障功能越差。③皮肤pH值升高，皮肤表面弱酸性环境是维持皮肤屏障正常功能的重要因素。研究表明，皮肤表面的pH值随皮肤干燥程度而升高。而玫瑰痤疮患者皮肤表面pH值较正常人群明显升高。

玫瑰痤疮皮肤屏障受损后临床表现为对常见刺激源（如肥皂、热水、酸性物质等）的耐受性降低，出现灼热、瘙痒和刺痛感。

含神经酰胺、透明质酸、钙离子等对皮肤屏障具有修复作用的功效性护肤品，可缓解干燥、刺痛、灼热等敏感症状，减轻阵发性潮红等临床表现，各种类型的患者均可使用。烟酰胺具有促进角质形成细胞合成神经酰胺和屏障层蛋白（如兜蛋白、外皮蛋白和丝聚蛋白）等的作用，这有利于修复皮肤屏障。据研究，含2%烟酰胺保湿霜对玫瑰痤疮及皮肤屏障具有改善作用。每天2次，共外用4周。结果显示，面部红斑明显减轻，也改善了皮肤干燥、脱屑，且TEWL明显降低，提示皮肤屏障有所改善。

（2）外用药物治疗：主要分为抗炎、抗微生物及缩血管等三大类。

①甲硝唑：有抗炎、免疫抑制、杀灭毛囊蠕形螨和抗氧化作用，是全球治疗玫瑰痤疮最常用的外用药物。外用甲硝唑对中重度红斑和炎性皮损有较好疗效，对毛细血管扩张无效。指南推荐每日2次。剂型间似乎差别不大，这包括凝胶、乳膏、乳液和微乳剂，临床常用药物是0.75%的甲硝唑乳剂，每日1~2次，一般需使用数周才起效。甲硝唑外用副作用较少，最常见的是局部皮肤干燥、红斑、烧灼或刺痛。

②壬二酸：是一种天然二羧酸，有抗菌、抗炎和调节角化的作用。主要改善炎性皮损。主要用于丘疹脓疱型玫瑰痤疮，但对玫瑰痤疮诱发的红斑也有轻微疗效。一般推荐使用15%制剂（而非20%制剂），每日2次，最常见的副作用是轻中度和暂时性的烧灼感、刺痛和瘙痒。

③伊维菌素：有抗寄生虫、抗炎作用。每日仅用1次，特别适用于伴丘疹和脓疱的玫瑰痤疮。亦可与低剂量（40mg/d）多西环素联用治疗重度玫瑰痤疮。

④外用缩血管药物：溴莫尼定是一种血管收缩剂，兼有抗炎作用，对毛细血管扩张型有快速显效的作用，可以用于应急治疗。是美国食品药品监督管理局（FDA）推荐治疗玫瑰痤疮相关红斑的一线外用药物，该药可以特应性地与皮肤血管壁的平滑肌 α_2 受体结合，从而阻断交感神经对于外周血管的扩血管作用，起到暂时性地收缩血管效果。外用后30min内即可起效，3~6h内达到疗效高峰，随后药效逐渐消退。常用0.03%酒石酸溴莫尼定凝胶，每日1次，皮肤耐受性好，不良反应少。可对症用于持续性面中部红斑，以提高患者的生活质量。可能出现的副作用有灼热感、接触性皮炎和反弹性红斑。对于红斑的治疗还可选择卡维地洛，能收缩血管，缓解焦虑情绪，抑制皮肤的抗氧化应激损伤。

⑤超分子水杨酸制剂和果酸焕肤：抗炎、修复皮肤屏障。

⑥其他有潜在应用价值但证据还不充分的外用药物：包括米诺环素、扑灭司林、克林霉素、外用维A酸类和过氧化苯甲酰。

⑦眼部局部用药：人工泪液、环孢素滴眼液、阿奇霉素滴眼液、四环素滴眼液。

2.系统药物治疗

是治疗玫瑰痤疮的重要手段。

（1）抗生素制剂：多西环素、米诺环素及大环内酯类抗生素（如克拉霉素或阿奇霉素）是玫瑰痤疮丘疹脓疱的一线系统治疗药物。目前最常用的是四环素类药物，特别是多西环素是唯一被美国食品药品监督管理局（FDA）批准用于治疗玫瑰痤疮的系统用药。常用多西环素0.1g/d或米诺环素50mg/d。疗程8周左右。多西环素和米诺环素的疗效相似，但在安全性方面，多西环素可能高于米诺环素，米诺环素可能出现皮肤、牙齿色素沉着，且有可能出现罕见但严重的副作用，如药物性红斑狼疮和高敏反应综合征。建议随餐服用，以减少胃肠道副作用。

（2）抗厌氧菌类药物：可作为一线用药。临床常用剂量为甲硝唑片200mg/次，每日2～3次；替硝唑片0.5g/次，每日1次。疗程4周左右。主要副作用为胃肠道反应、头痛、失眠、白细胞减少等。

（2）异维A酸：是肥大增生型患者首选及丘疹脓疱型患者的二线选择，具有抑制皮脂腺功能、调节细胞分化、抑制中性粒细胞趋化、溶酶体酶释放及改变淋巴细胞的功能。口服低剂量异维A酸（0.1~0.3mg/kg）副作用更少，且可显著减少丘疹、脓疱和红斑，亦可缓解鼻赘和眼部症状。常用10～20mg/d，疗程12～14周。与抗生素相比，异维A酸起效可能会较慢。需要注意的是，异维 A 酸不能与四环素类药物联用，且女性患者治疗期间需要严格避孕（注：停药 1 月内亦如此）。异维 A 酸不可与四环素类药物同时使用。

（3）羟氯喹：具有抗炎抗免疫、抗血管新生、抗紫外线等的作用，是抑制面部红斑重要的口服药物，对于阵发性潮红或红斑的改善优于丘疹和脓疱。疗程 8~12 周，0.2g/次，每日 1 次。酌情可延长疗程。如果连续口服超过 3~6 个月，需检查眼底，以防视网膜病变。

（4）β 肾上腺素能受体抑制剂：上述系统用药效果不佳时可选用，通过抑制血管周围平滑肌上 β 肾上腺受体进而收缩皮肤血管起作用，还可通过降低交感神经兴奋，减轻患者焦虑和心动过速而提高疗效。以卡维地洛为代表的 β 受体阻滞剂或可用于难治性玫瑰痤疮的持续性红斑和阵发性潮红，包括因焦虑和心动过速而加重的潮红患者。卡维地洛主要有血管收缩作用，同时还有额外的抗氧化和抗炎作用。常用剂量 3.125~6.250mg，每日 2~3 次。需警惕心动过缓和低血压。

（5）抗焦虑类药物：若患者明显出现焦虑症状，可适当口服该类药物，但需谨慎用药。

3.激光、物理治疗

传统的口服和外用药物治疗主要针对炎症反应，对丘疹脓疱型疗效较好，但治疗红斑毛细血管扩张型疗效很差，随着光电治疗不断应用于临床治疗中，运用光电治疗红斑毛细血管扩张型被逐渐重视和发展起来。其中包括以下几种光电治疗。

（1）脉冲染料激光（PDL）与强脉冲光（IPL）：二者均能有效减少面部毛细血管扩张。治疗原理：利用选择性光热作用，即激光只针对病变组织，而不影响周围正常组织，靶组织为氧合血红蛋白（氧合血红蛋白的光吸收峰值为 418nm、532nm 及 577nm），血红蛋白吸收光后产生热能（这种热能传播快于血管将热释放至周围组织的时间）即可导致血管破坏。与 IPL 相比，DPL 为精准脉冲光，其治疗光谱窄（500~600nm），避免了 IPL 波谱宽泛、不精准的缺点。Burhan Engin 教授曾进行一项前瞻性研究：纳入了 15 名玫瑰痤疮受试者，用 IPL、PDL 分别治疗一半面部。结果发现，IPL（560nm）与 PDL 一样有效，而且在 90d 的随访中，IPL 治疗的患者表现出比 PDL 治疗的患者有更大的改善。IPL 起效较慢，需要的治疗次数较多，每月 1 次，通常 3~5 次；PDL 起效较快，治疗的次数相对较少，通常 1~3 次治疗后就能获得很好的改善。

（2）KTP 倍频 Nd：YAG 激光：治疗面部毛细血管扩张及毛细血管扩张性红斑与 PDL 疗效相当，但 KTP 的 3 次治愈率比 PDL 高。

（3）长脉宽可调 1064nm Nd：YAG 激光：适合治疗紫蓝色血管，适合各种毛细血管扩张，具有光凝固作用。

（4）微针和黄金射频微针：利用对组织产生轻微损伤，启动机体修复机制，通过修复皮肤屏障功能达到治疗目的。微针的透皮给药功能可以将抗炎、修护皮肤屏障功能的药物如生长因子溶液、复方甘草酸苷溶液快速通过皮肤屏障到达炎症部位，发挥最大抗炎作用。

（5）Elos Plus（光电协同技术）、LED 光：具有抗炎作用。此光源强度低、比较温和适合用于丘疹脓疱型、活动期红斑毛细血管扩张型玫瑰痤疮患者。因为此期患者皮肤比较敏感，容易激惹，不宜强刺激。但其起效较慢，通常需要多次治疗后才能获得比较明显的改善。

（6）光动力疗法（PDT）：Katz 报道了使用 PDT 治疗玫瑰痤疮患者，结果严重的潮红、红斑、丘疹和脓疱都有明显消退。国内学者尹锐等对20例玫瑰痤疮的患者进行4次光动力治疗，每位患者接受5-氨基酮戊酸敷封包2h后，使用红光照射15min，能量密度设为80~90J/cm²，经过3次治疗后，患者潮红、红斑、丘疹、脓疱等炎症性病变逐渐消退，烧灼、刺痛、瘙痒、干燥等主观症状均明显改善。随访24周无复发。Fan等曾采用光动力疗法（ALA-PDT）治疗了20例以红斑、丘疹、脓疱为主要表现的玫瑰痤疮患者，治疗24周以后，所有患者的临床症状均完全消退。在随访期间，包括灼热、潮红、瘙痒等多种主观症状消失，而且未见复发。虽然ALA-PDT治疗后容易出现红斑、疼痛、肿胀及炎症后色素沉着等不适，但大多患者都是短暂且可以耐受的，疗效比较满意。

（7）CO_2和超脉冲CO_2激光：波长10 600nm，吸收水、汽化组织，对0.5mm以内血管可止血，其疗效与传统外科切除相当，但痛苦更小，愈合快。

（8）Er∶YAG激光：吸收水是CO_2激光的10倍，但波长比CO_2激光短，治疗深度为15~20μm，而CO_2激光为25~50μm，易出血，只适于较小的鼻赘，瘢痕形成率低。两者联合疗效更佳。

（9）火针疗法：适合红斑毛细血管扩张型和丘疹、脓疱型玫瑰痤疮患者。火针疗法具有针、灸双重功效。方法：暴露患者面部皮损部位，然后选好进针点，进行常规消毒后，把毫火针放在酒精灯上烧红甚至发白后，垂直快速点刺在皮损表面，可先浅后深，深度尽量控制在1mm内。红斑和毛细血管扩张型皮损将烧红的毫火针针尖点刺皮损顶部，出现白点即可；丘疹、脓疱型皮损需稍用力点刺并施以适当力度挤压出分泌物、脓血和脓栓。术后给予具有抗菌、修复功能的药膏预防感染。嘱患者治疗后的第1d皮损处避免蘸水。通常第2d开始结痂，待痂皮5~7d自行脱落后再次治疗。间隔1周1次，4次为1个疗程。火针在针刺和温热的双重刺激下，能促温通经络、促进气血运行和消坚散瘀、扶正祛邪。针刺后的创口利于脓毒的排出。可使皮损区域的温度显著升高后，有利于快速消除、缓解病变区域的组织水肿以及毛细血管扩张充血，促进炎症的消散。能促进血液循环加速，使得局部皮肤新陈代谢更活跃，更有利于受损组织细胞的恢复。此外，火针疗法能减少皮损局部组织中白细胞数量并加强白细胞的吞噬功能，有利于炎症快速消退，并防止炎症向其他部位扩散。

4.手术疗法

对于单纯以毛细血管扩张或赘生物损害为主的玫瑰痤疮，需酌情选用手术疗法（划痕及切割术、切削术及切除术）。

5.注射疗法

A型肉毒毒素是一种神经毒性蛋白，可通过抑制神经末梢释放乙酰胆碱、神经肽，减轻玫瑰痤疮的红斑、阵发性潮红等症状。A型肉毒毒素面中部微滴注射，不仅能使红斑、潮红明显减轻，也能很好地改善丘疹、脓疱性皮损，效果可持续3~4个月。有研究发现，肉毒杆菌毒素局部皮下注射治疗后，玫瑰痤疮的所有主要特征和部分次要特征均能得到明显改善。最新的《中国玫瑰痤疮诊疗指南》给出了使用肉毒毒素治疗玫瑰痤疮的注射方式：在红斑区域进行皮内注射，注射点位间隔1cm，剂量0.5~1.0U，3~4个月1次。富血小板血浆及氨甲环酸（5mg/ml）每月1次皮内注射，用于治疗红斑毛细血管扩张型玫瑰痤疮也被证实安全有效。

6.中医中药治疗

包括清宣肺热、疏散风寒邪气、活血化瘀等病因治疗。

（四）玫瑰痤疮不同皮损表现治疗方案的选择

1.持续性红斑

（1）轻度持续性红斑：可不需要药物治疗，注意避免不良护肤及生活习惯进一步损伤皮肤屏障，积极修复受损的皮肤屏障；做好保湿、防晒；保持良好的心态等。

（2）中重度持续性红斑：可以口服抗微生物类或羟氯喹等药物，对于红斑的消退具有一定的作用。同时配合使用具有修复皮肤屏障功能的保湿类医用护肤品。在皮损稳定期，针对毛细血管扩张可使用PDL、IPL或Nd：YAG激光等激光光电设备封闭扩张的毛细血管。非肿胀型玫瑰痤疮的红斑可以采用射频修复治疗。伴有明显肿胀性红斑、灼热的患者，可采用LED红黄光缓解。而针对一些难治性、常规疗效不好的持续性潮红和红斑，可进行肉毒杆菌毒素皮内注射。

（3）持续性红斑伴明显阵发性潮红或灼热：对于中重度红斑伴有明显潮红、灼热感强烈的患者，还可考虑服用卡维地洛缓解症状。

2.丘疹、脓疱

（1）轻度丘疹、脓疱：可选用外用制剂如甲硝唑、伊维菌素、壬二酸、红霉素、克林霉素等。而伊维菌素和甲硝唑作为一线治疗推荐。

（2）中度丘疹、脓疱：首选口服多西环素或米诺环素，也可联合口服羟氯喹，次要选择口服克拉霉素、阿奇霉素或甲硝唑。推荐口服多西环素（20mg，bid）联合外用1%伊维菌素乳膏或0.75%甲硝唑凝胶。

（3）重度丘疹、脓疱：推荐口服多西环素（建议使用最小有效剂量以最大限度地降低产生细菌耐药性的风险）或异维A酸；外用伊维菌素、甲硝唑并联合物理治疗。

（4）囊肿和脓肿：可皮损内注射庆大霉素清洗，局部注射得宝松防止疤痕疙瘩。

3.毛细血管扩张

在丘疹、脓疱或炎性红斑控制的比较稳定的情况下，可选择使用IPL、PDL、Nd∶YAG激光或长脉宽775nm翠绿宝石激光等治疗毛细血管扩张，但这些治疗有可能会诱发或加重玫瑰痤疮的红斑、丘疹或脓疱。

4.增生肥大

轻度增生者或抑制增生首选口服异维A酸胶囊。对于增生严重者可采用传统手术切除增生性组织，但因增生组织血管丰富，手术切除容易出血且较多，也容易出现瘢痕等并发症。CO_2激光这类烧灼性激光治疗时容易止血，治疗速度比较快，但CO_2激光创伤大、修复期长，也有可能形成瘢痕或永久性色素沉着。点阵CO_2激光可以更好地控制汽化深度以及选择性热损伤，可以通过点阵模式消融部分表皮，同时保留相邻的未受损伤的皮肤，而这些未受损伤组织可通过诱导胶原蛋白合成以及再上皮化而快速愈合，在保证疗效的同时也大大降低并发症的风险。操作简单，恢复期短，外观改善明显，疗效确切。Wetzig等研究发现，接受CO_2激光治疗的患者，在随访1～4年后未见复发，无须再次治疗；而接受鼻赘削切术治疗的患者，虽然术后效果良好，但随访36个月后，约47%患者出现了不同程度的复发，可能是因为手术只削除了浅表的增生组织，而深层皮脂腺依然存留。

5.眼部症状

30%～50%玫瑰痤疮患者可累及眼部，轻度患者主要采用局部治疗，如清洁眼睑、使用含脂质的人工泪液等。多数伴有眼部症状的玫瑰痤疮患者，系统治疗缓解皮肤症状的同时，眼部症状也会相应缓解。其他治疗措施主要视病情严重程度而定，包括系统口服异维A酸、多西环素或短期使用糖皮质激素等，局部可使用甲硝唑、四环素等。也可采用光电设备如：IPL、595nm PDL、1064nm Nd：YAG激光等。

第四章　痤　　疮

一、痤疮概述

痤疮民间俗称"粉刺或青春痘"，是一种常见的累及毛囊皮脂腺的慢性炎症性皮肤病。好发于面部、前胸、后背等皮脂溢出部位，主要表现为粉刺、红色丘疹、脓疱、囊肿、结节等多形性皮损。常见于青少年，发病率可高达80%。青春期后通常能自然减轻或痊愈。但治疗不当或者治疗不及时易留下瘢痕，影响患者的容貌和心理健康。

二、痤疮发病原因

目前认为痤疮发病与多种因素有关。

1.遗传因素：部分患者有家族史。研究发现近亲中有痤疮病史的个体患病机会明显增高。

2.毛囊皮脂腺导管堵塞：毛囊皮脂腺导管角化异常，导致毛囊皮脂腺导管堵塞，管壁脱落的细胞和皮脂不能顺利排除，形成角质栓（粉刺、微粉刺）。

3.皮脂分泌增多：由于遗传因素以及青春期雄性激素（特别是睾酮）水平迅速升高，引起皮脂腺腺体肥大并分泌大量皮脂，加重毛囊堵塞。增多的皮脂为痤疮丙酸杆菌等细菌繁殖提供了有利条件，诱发毛囊皮脂腺感染，出现红色炎性丘疹、脓疱。炎症和感染继续加重，则会形成结节、囊肿，皮损愈合后出现炎症后色素沉着和瘢痕。见图3-9。

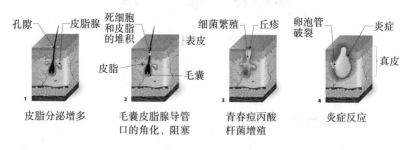

图3-9 痤疮的发病机理

4.微生物感染：痤疮丙酸杆菌为主的细菌过度生长导致炎症反应。

5.炎症和免疫反应：由于毛囊皮脂腺导管堵塞、皮脂分泌增多、微生物感染等因素导致炎症和免疫反应，并贯穿了疾病全部过程。

6.生活方式：不健康的生活方式，如经常熬夜、吸烟、高糖、高脂饮食可能会诱发或加重痤疮。

7.肥胖：肥胖会导致皮脂腺分泌增多，游离脂肪酸刺激角质角化，不能及时代谢更新，在毛孔内堵塞住了分泌的皮脂，从而引发痤疮。

8.应激因素：如精神紧张、压力过大、情绪变化会影响下丘脑-垂体-性腺轴或肾上腺轴，导致雄激素水平增加，从而出现雄激素源性的痤疮。

9.职业因素：长期职业暴露于油污及粉尘物中，容易诱发痤疮。

10.药物因素：长期服用及外用糖皮质激素类药物或服用含有溴、碘的药物会引起痤疮。

11.系统疾病：有些人群中痤疮是内科病的皮肤表现。如多囊卵巢综合征、高雄激素血症等系统疾病，痤疮只是这类疾病的皮肤表现。

三、痤疮的临床表现

好发于皮脂腺密集区域如面颊部、额部、鼻头、下颌部及胸背部。常发生于青少年（发病率可高达80%），也见于其他年龄。据统计，中国人痤疮发病率可达8.1%，痤疮瘢痕发生率达3%～7%。皮损通常无明显自觉症状，发生炎症和感染时可伴有红肿热痛。皮损表现：首先因为皮脂腺分泌过多，皮脂及皮脂成分的改变，逐渐出现了白头粉刺，皮脂暴露在空气中被氧化后可形成黑头粉刺；当毛囊内痤疮丙酸杆菌过度繁殖，引发毛囊皮脂腺单位的炎症，则出现丘疹、脓疱。若感染未及时控制和炎症反应过强，会导致囊肿、结节。炎症继续加重导致真皮组织被破坏而无法修复时，则形成痤疮瘢痕。患者常以多种皮损共存。见图3-10。

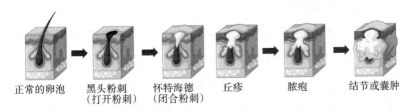

正常的卵泡　　黑头粉刺　　怀特海德　　丘疹　　脓疱　　结节或囊肿
　　　　　　　（打开粉刺）（闭合粉刺）

图3-10　痤疮的发展过程

皮损的严重程度决定痤疮的严重程度，临床依据皮损性质将痤疮分为三度Ⅳ级，见图3-11。

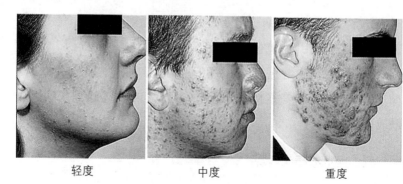

轻度　　　　　　　　　中度　　　　　　　　　重度

图3-11　痤疮临床表现

轻度（Ⅰ级）：仅有粉刺。

中度（Ⅱ级）：有粉刺和炎性丘疹。

中重度（Ⅲ级）：出现脓疱。

重度（Ⅳ级）：有结节、囊肿、聚合性损害甚至溃疡。

四、痤疮的诊断与鉴别诊断

（一）诊断

通常根据其青春期发病的特点、好发部位及其临床表现即可诊断。

（二）鉴别诊断

1.玫瑰痤疮：多发生于中年人，皮损主要分布于面中部（额部、两颊、鼻尖和颏部）。局部可见丘疹、脓疱、毛细血管扩张、晚期可形成鼻赘。而痤疮好发于青少年，痤疮与玫瑰痤疮共同表现是都可能出现丘疹、脓疱。痤疮基本损害为粉刺，玫瑰痤疮无粉刺表现。

2.颜面播散性粟粒性狼疮：本病主要发生在中老年人，皮疹对称分布于眼睑（尤其下眼睑）、鼻唇沟及颊部；皮损为粟粒至豌豆大、孤立的红色或暗红色半球形丘疹，表面光滑、触之较软，玻璃片压诊可见苹果酱颜色。皮损无自觉症状。愈后可留下萎缩性瘢痕。

3.粟丘疹：起源于表皮或其附属器的良性肿物，可发生于任何年龄。皮损呈针头至小米粒大的乳白色坚实圆形丘疹，常见于眼睑周围。

4.职业性痤疮：常见于与石油、机油等矿物油接触工人，主要发生在面部、手背、前臂、肘、膝等暴露部位。可产生痤疮样皮疹，损害较密集，可伴毛囊角化。

5.药源性痤疮：长期服用皮质激素，含溴、碘等成分的药物后产生的药物反应。在面部、前胸、后背等处可以发生痤疮，停药后可自行消失。

五、痤疮并发症

通常痤疮患者经过及时正规治疗后，炎症性皮损消退后不留后遗症。但是一些炎症比较严重、囊肿性、聚合性痤疮患者会遗留色素沉着、持久性红斑、瘢痕等并发症。损害患者的容貌甚至影响患者的生活质量。

六、痤疮的治疗方法

痤疮因素很多，导致其容易反复复发，患者在不同时期痤疮的严重程度也不同。因此，单一的治疗方法很难取得理想的效果，需要根据患者病情采取综合治疗。

（一）健康教育

1.适当清洁：注意面部清洁，日常的面部清洁建议早晚各一次；用温水洁面，出油多的皮肤可酌情使用硫黄皂或控油洗面奶，出油不多的选择温和清洁产品即可；不宜用清洁力度过强或刺激性的产品，会破坏皮肤正常屏障功能，导致痤疮加重，还可以诱发敏感肌肤；长痘期间尽量不要化妆，护肤以水剂和乳液为主，不要使用霜类、油脂类的护肤品。

2.避免刺激：不要擅自用手挤压痘痘，或者用针挑等方式处理痘痘。因为不专业的诊断和手法、未经消毒的皮肤和器械都可能导致痤疮加重，产生难以修复的瘢痕。在鼻根至口角的面部危险三角区内挤压痘痘，可导致细菌反流进入颅内血管，造成颅内感染，严重者可危及生命。

3.注意防晒：紫外线照射容易破坏皮肤屏障功能，使皮脂腺分泌增加，诱发或加重痤疮。此外，紫外线可促进皮肤黑色素合成，导致黑色痘印加深。

4.合理饮食：饮食宜清淡，多吃蔬菜水果，多喝水，少吃辛辣刺激、高脂、高糖、高热量及高碳水的食物；尽量避免烟酒、浓茶、咖啡，这些都易激发内分泌不平衡导致油脂分泌增多。近年来研究发现，牛奶（特别是脱脂牛奶）会刺激胰岛素分泌，使皮脂腺分泌旺盛。所以，痤疮患者应适当控制牛奶及奶制品摄入量。

5.规律作息：经常熬夜，可以导致雄激素分泌紊乱，皮脂分泌旺盛，引发和加重痤疮。养成良好的作息习惯有助于加速皮肤新陈代谢，使痘痘、痘印快速修复。

6.管理情绪：保持稳定的情绪。精神压力、情绪激动会导致内分泌功能紊乱，加重痤疮症状。

（二）药物治疗

1.外用药物

（1）维A酸类药物：通过改变毛囊皮脂腺异常角化、加快表皮细胞的更新，阻止微粉刺形成以及促进粉刺排出；抗炎；预防痤疮炎症后色素沉着和瘢痕的形成；能使角质层变薄，降低皮肤屏障层厚度，与其他药物联合使用时可增加药物透皮吸收率，发挥更大的疗效。外用维A酸类药物可作为轻度痤疮及痤疮维持治疗首选药物。治疗中度痤疮时，需与其他抗炎抗菌药物联合。

临床常用药物有维A酸乳膏（0.1%、0.05%和0.025%浓度）、阿达帕林（0.1%乳膏或凝胶）和他扎罗汀（0.05%、0.1%乳膏或凝胶）等。阿达帕林具有较好的耐受性，常作为痤疮治疗一线用药。

药物不良反应主要为：对局部皮肤轻度刺激反应，可引起局部发红、脱屑、烧灼感等，并可能出现短期痤疮加重现象，多发生于使用2~4周内，其刺激程度与药物剂量及浓度呈正相关，患者可随着使用时间的延长逐渐耐受。可通过降低药物浓度、减少使用次数、配合使用皮肤屏障修复剂等方式减轻刺激症状。经研究证实，痤疮患者的皮肤存在皮肤屏障功能损伤，使用皮肤屏障修复剂不仅可以修复皮肤屏障功能，而且可以减轻维A酸类外用药局部刺激症状。刺激反应较严重或无法耐受者需停药。

使用时需注意：该类药物有光敏性，会增加皮肤对紫外线的敏感度，通常需嘱咐患者夜间使用，白天时应注意避免日晒。孕妇需慎用维A酸和阿达帕林；禁用他扎罗汀。此外对敏感肌肤患者应避免使用。

（2）过氧化苯甲酰：一种疗效较强的抑菌剂，具有杀灭痤疮丙酸杆菌而不会诱导耐药、抑制皮脂分泌、轻度溶解粉刺及抗炎作用。对痤疮各种皮损都有改善作用，可单独或与维A酸类、抗生素类外用药物联合使用治疗轻、中度痤疮。常见不良反应为局部刺激症状，呈自限性。

（3）抗生素类外用药物：夫西地酸、克林霉素等抗生素类外用药物发挥消灭毛囊内痤疮丙酸杆菌及抗炎作用。主要用于治疗中、重度痤疮丘疹和脓疱等炎症性皮损。不良反应较少。但需注意单独或长期外用抗菌药物，易产生痤疮丙酸杆菌耐药，建议和维A酸类、过氧化苯甲酰或其他外用药物联合使用。研究证明外用抗菌药物无致畸性，孕期使用较安全。

（4）水杨酸：可渗透表皮到达皮脂腺溶解粉刺以及抗炎作用。2%水杨酸外用可治疗轻度痤疮；中重度痤疮治疗中与抗生素联合使用，可起到辅助作用。副作用有红斑、脱屑等局部刺激症状。

（5）壬二酸：具有溶解粉刺、抗菌消炎作用以及减轻炎症后黑色素沉着作用，药性温和无刺激性和光敏性。中重度痤疮治疗中与维A酸乳膏或过氧化苯甲酰联合使用疗效胜过单一用药。

（6）其他药物：如硫黄洗剂、二硫化硒等。

2.系统药物治疗

（1）抗生素类：口服抗生素具有抗痤疮丙酸杆菌及抗炎作用，适用于中重度痤疮患者。首选四环素类（如多西环素、米诺环素），对于不能耐受或者有禁忌证患者可选用大环内酯类（如阿奇霉素、罗红霉素等）和头孢类抗生素。

口服抗生素类药物需要保持足够剂量和疗程，建议：多西环素每日100～200mg（通常100mg）、米诺环素每日50～100mg、红霉素每日1.0g。总疗程通常不超过8周，服药期间避免间断使用。与维A酸或过氧化苯甲酰等外用药物联合使用，可提高疗效且能减少痤疮丙酸杆菌耐药性产生。

四环素类药物不良反应相对少见，注意避免与口服维A酸类药物联用，可能诱发或加重良性颅内压增高。孕妇、哺乳期妇女、8岁以下儿童不宜使用。多西环素具有光毒性，用药期间注意防止日光暴晒。米诺环素是治疗痤疮最有效的抗生素，当其他抗生素治疗痤疮感染无效时可使用米诺环素。米诺环素可能引起假性脑瘤综合征，出现头晕、头痛等症状，发生后应及时停药。

（2）维A酸类药物：可针对痤疮发病4个主要环节发挥药理作用（抑制皮脂分泌、改变毛囊皮脂腺角化异常、减少痤疮丙酸杆菌数量、抗炎）以及预防瘢痕形成等。代表药物有异维A酸、维胺酯。适用于以下几种情况：结节囊肿型重度痤疮的首选用药；中、重度痤疮及频繁复发的痤疮其他治疗无效时；伴严重皮脂溢出的痤疮患者；有瘢痕或瘢痕形成倾向的痤疮患者应尽早使用；需要快速见效的轻中度痤疮患者；暴发性和聚合性痤疮可在炎症控制后使用。

常见的不良反应是：皮肤黏膜干燥，可配合皮肤屏障修复剂使用；可引起骨骺过早闭合，故12岁以下儿童尽量不用；具有致畸作用，育龄期女性患者在治疗结束后3个月内必须严格避孕；可能引起精神系统紊乱，有抑郁症状或有抑郁症的患者慎用；与四环素类药物联用可导致良性颅内压升高，应避免同时使用；可使血脂增高，服药期间应定期监测血脂。

异维A酸0.25～0.5mg/(kg·d)作为起始剂量，根据疗效和患者耐受程度可逐渐增加或减少剂量，重度结节囊肿性痤疮剂量可逐渐增加至0.5～1mg/(kg·d)；维胺酯50mg/次，每日3次。为了增加维A酸类药物口服吸收的生物利用度，使用时需与脂餐同服。疗效通常在3～4周显现，疗程依据皮损消退情况而定，一般不少于16周。在皮损基本消退后可依据患者情况减至维持剂量巩固治疗2～3个月甚至更长时间。口服维A酸药物可能会破坏皮肤屏障，应配合皮肤屏障修复剂使用。

（3）抗雄激素药物：主要适用于女性痤疮患者。通过抑制雄激素生成或对抗雄激素活性作用减少皮脂腺分泌脂质，达到治疗痤疮的目的。代表药物有：雌激素与孕激素、螺内酯、二甲双胍等胰岛素增敏剂等。适用于：伴高雄激素表现（如月经不规律、多毛、雄激素性脱发等）的女性痤疮患者；伴多囊卵巢综合征患者；月经前期痤疮明显加重患者；女性青春期后痤疮；抗生素类和维A酸类口服药物疗效差，或停药后迅速复发者。口服避孕药通常2~3个月起效，建议疗程在6个月以上；螺内酯剂量为60~200mg/d，疗程为3~6月。

不良反应主要有：子宫不规律出血、体重增加、黄褐斑等。螺内酯有致畸作用，孕妇禁用。服药期间要注意防晒，以减少黄褐斑的发生。

（4）糖皮质激素：具有抑制雄激素分泌、免疫抑制及抗炎作用。适用于早期治疗炎症较重的重度痤疮、暴发性和聚合性痤疮，建议泼尼松20~30mg/d，疗程不超过4周，通常与口服异维A酸联合使用。经前期加重的痤疮患者皮损炎症严重时，可在经前7~10d开始服用泼尼松5~10mg/d，每晚1次至月经来潮为止，疗程不超过6个月。应避免长期大剂量使用糖皮质激素，防止激素不良反应发生。

（5）益生菌：可增强皮肤屏障功能和水合作用，增加皮肤的抵抗能力，抗炎、抗感染，促进皮疹消退。

3.痤疮药物治疗方案

（1）轻度痤疮：单独外用维A酸类药物或过氧化苯甲酰。

（2）中度痤疮：外用维A酸类药物、过氧化苯甲酰与外用抗生素联合使用。可同时联合物理治疗。

（3）中重度痤疮：口服抗生素联合外用维A酸类药物、过氧化苯甲酰与外用抗生素。或口服异维A酸联合外用抗生素。可同时联合物理治疗。

（4）重度痤疮：口服维A酸类药物最有效。可先系统应用抗生素联合过氧苯甲酰治疗炎症性丘疹和脓疱，待皮损明显改善后再用维A酸类药物治疗囊肿和结节等皮损。也可联合物理治疗。口服糖皮质激素和抗雄激素药物也可选择。

（5）药物维持治疗：因为痤疮容易反复发作，因此痤疮治疗是一个长期的过程。

外用维A酸是痤疮维持治疗一线药物，可单独使用0.1%阿达帕林或者必要时联合2.5%过氧化苯甲酰，以水杨酸为主要活性成分的功效性护肤品也可用于痤疮的维持治疗。维持治疗3~12个月，可减轻并预防痤疮复发。

常见的痤疮推荐治疗方案见表3-2。

表3-2　痤疮推荐治疗方案

严重程度	轻度（Ⅰ级）	中度（Ⅱ级）	中重度（Ⅲ级）	重度（Ⅳ级）
一线选择	外用维A酸	外用维A酸+过氧化苯甲酰+/-外用抗菌药物或过氧化苯甲酰+外用抗菌药物	口服抗菌药物+外用维A酸+/-过氧化苯甲酰+/-外用抗菌药物	口服异维A酸+/-过氧化苯甲酰/外用抗菌药物。炎症反应强烈者可先口服抗菌药物+过氧化苯甲酰/外用抗菌药物后，再口服异维A酸
二线选择	过氧化苯甲酰、壬二酸、果酸、中医药	口服抗菌药物+外用维A酸+/-过氧化苯甲酰+/-外用抗生素、壬二酸、红蓝光、水杨酸或复合酸、中医药	口服异维A酸、红蓝光、光动力、激光疗法、水杨酸或复合酸、中医药	口服抗菌药物+外用维A酸+/-过氧化苯甲酰、光动力疗法、糖皮质激素（聚合性痤疮早期可以和口服异维A酸联合使用）、中医药
女性患者		口服抗雄激素药物	口服抗雄激素药物	口服抗雄激素药物
维持治疗	外用维A酸+/-过氧化苯甲酰			

（三）物理与化学治疗

随着医学技术的不断发展，近年来一些物理和化学治疗方法也广泛地应用于痤疮治疗中，并取得明显疗效。药物联合物理与化学方法治疗痤疮，疗效明显优于单独使用药物治疗。可用于药物疗效差或不能耐受药物不良反应的痤疮患者，主要包括以下几种。

1.红蓝光治疗：痤疮丙酸杆菌感染是痤疮发生发展的主要因素，它们对蓝光和红光很敏感。红光、蓝光照射具有杀灭皮肤中的痤疮丙酸杆菌及抗炎作用，红光照射可修复损伤的组织。红蓝光混合光照射疗法可作为中重度和重度痤疮辅助治疗，起到杀菌和抗炎作用，比单一使用药物治疗效果既快又好，而且安全、无明显副作用。

2.光动力疗法：将外用光敏剂5-氨基酮戊酸涂抹于痤疮皮损处，可被毛囊皮脂腺吸收，代谢为光敏物质，使光疗效应放大。经630nm或415nm蓝光照射后发生光化学作用，不仅能够杀灭皮肤表面和深层的痤疮丙酸杆菌，还可以使皮脂腺萎缩、抑制皮脂腺分泌，防止复发。此外还具有免疫调节和抑制痤疮疤痕形成的作用。光动力治疗可作为反复性、难治性中重度和重度痤疮辅助治疗，疗效维持时间长。也可以作为药物替代疗法，治疗经药物治疗后疗效较差或药物不耐受患者。

治疗期间易发生红斑、肿胀、疼痛、一过性加重等副作用。患者需按疗程坚持治疗，治疗后要注意严格防晒，防止炎症后色素沉着的发生。

3.强脉冲光（IPL）：强脉冲光能通过光化学作用杀灭痤疮丙酸杆菌；可通过热作用使氧进入毛孔，创造有氧环境，抑制痤疮丙酸杆菌的生长；通过光热作用抑制皮脂腺分泌、收缩和封闭炎症血管，促进炎症的吸收和消退；利用选择性光热作用淡化炎性皮损消退后的色素沉着斑。因此，强脉冲光可用于治疗轻-中度痤疮，控制红斑、丘疹、脓疱等炎症性皮疹。还可以抑制皮脂腺分泌，起到控油、缩小毛孔的作用。预防和减轻痤疮后色素沉着以及减少痤疮复发。

强脉冲光治疗时要注意：妊娠期妇女、光敏感或者有光感药物应用史、伴有黄褐斑患者、1个月内有暴晒史患者要慎用。使用维A酸类药物的患者应停药1~2个月后再接受治疗。

4.近红外线激光（NIR）：具有抑制皮脂腺分泌及抗炎作用。

5.射频（RF）：通过热刺激抑制皮脂腺功能，减少皮脂分泌，可用于痤疮治疗。

6.化学焕肤术：轻度痤疮患者因为毛囊堵塞形成粉刺，可以采用相对低浓度的果酸或水杨酸等化学制剂焕肤治疗，可溶解毛囊口角栓，使毛囊开口通畅，排出毛孔内的油脂，达到治疗粉刺的目的。一定高浓度果酸、水杨酸具有抗炎和杀灭痤疮杆菌作用，治疗轻中度痤疮疗效明显。此外化学焕肤术还能够降低角质形成细胞之间的黏着性、促进角质层剥脱与新生、刺激真皮胶原纤维合成、促进组织修复，在减少痤疮皮损同时改善浅层疤痕。临床上常用不同浓度的果酸、水杨酸或复合酸治疗作为轻中度痤疮、痤疮后色素沉着、浅表萎缩性痤疮疤痕的辅助治疗。副作用主要是局部刺激症状，如皮肤发红、烧灼、疼痛等，经过术后保湿、修复，一周内可消退。焕肤术后可增加皮肤对紫外线的吸收，术后要注意严格防晒，否则日光对皮肤造成刺激，发生黑色素沉着。

7.粉刺清除术：使用粉刺挤压器械挤出粉刺。

8.囊肿内注射：将得宝松或曲安奈德与2%利多卡因混合后注射在囊肿型痤疮囊肿内。间隔1~2周1次。多次注射需注意预防局部皮肤萎缩及继发细菌性感染。

9.火针治疗：利用火的热刺激和针的机械刺激能够快速消炎、杀灭痤疮杆菌。

（四）中医中药治疗

根据辨证施治法辨别皮肤形态和主要兼证，进而确定病位，分型诊治。还有一些如针刺疗法、耳针疗法、放血疗法、埋药疗法等中医外治法。

（五）痤疮并发症治疗

1.敏感肌：因痤疮或者药物因素影响，患者多数皮肤屏障受损，可伴有皮肤敏感症状，因此需要修复皮肤屏障功能。

（1）护肤方面：患者应使用无刺激医学护肤品，避免洗脸次数过多、过热的水洗脸，禁用去角质产品。

（2）光电治疗：红光控制炎症，减少皮脂分泌，收缩毛细血管，促进皮肤胶原蛋白再生；黄光可抑制血管神经的高反应性，促进皮肤自我修复，增强皮肤的抵抗能力和耐受力；强脉冲光、射频等具有抗炎、收缩扩张的毛细血管，可刺激真皮胶原纤维再生，增强皮肤的耐受力和抵抗力。

（3）微针治疗：能够重建皮肤屏障。

2.痤疮后红斑（PAE）：痤疮炎性皮损消退后可遗留持久性红斑，又被称为"红色痘印"。目前形成机制不十分明确，主要由于痤疮炎症导致毛细血管扩张而出现的暂时性红斑，又称炎症后红斑（PIE）。另外，损伤后的表皮尚未完全愈合时，皮肤处于较薄状态，也使得红斑更加明显。红斑可在皮肤温度升高、情绪激动或运动时加重，这种炎症后红斑可自然恢复，但是需要时间很长。PAE较容易形成痤疮后瘢痕，可通过抗炎、收缩血管、保湿、修复皮肤屏障治疗，加速其消退。

（1）局部药物治疗：5%维生素C具有抗炎作用，可明显减轻毛细血管扩张，有助于红斑消退；维A酸类具有抗炎作用，可减轻炎症诱发的红斑；收缩血管药物（如2%羟甲唑啉乳膏、0.2%溴莫尼定溶液、0.5%噻吗洛尔滴眼液等）可通过收缩血管的作用减轻持久性红斑；5%氨甲环酸可抑制炎症和血管新生改善痤疮的红斑；烟酰胺可以稳定皮肤屏障和抗炎作用，改善痤疮后的炎症红斑；神经酰胺具有修复皮肤屏障功效和抗炎功能，可用来治疗PIE。

（2）激光光电治疗：强脉冲光（IPL）光热效应可以改善痤疮后遗红斑；脉冲染料激光（PDL）可凝固封闭血管；1064nm Nd：YAG激光对浅层血管有破坏作用，可下调炎性细胞因子；黄金微针、非剥脱性点阵激光通过局灶性光热作用使真皮层微血管破坏；超短波射频治疗（舒敏之星）具有抗炎、修复皮肤屏障功能，促进皮肤再生增厚皮肤。

3.痤疮后色素沉着：因炎症损伤表皮基底层，导致黑色素增加。

（1）局部药物治疗：左旋维生素C、熊果苷、氢醌、氨甲环酸等可以淡化色素。早期外用维A酸类可抑制黑素细胞生成、阻止黑素细胞将黑素输送到角质层中、加快角质层中黑色素的代谢，可以预防及治疗炎症后的色素沉着。建议0.025%维A酸乳膏，每晚1次。并加强保湿和防晒。此外，使用具有皮肤屏障功能的医学护肤产品可以显著减轻炎症、改善痤疮后色素沉着。

（2）激光、光电治疗：强脉冲光、Q开关1064nm Nd：YAG激光可治疗色素沉着。

（3）果酸焕肤术：通过抑制酪氨酸酶，治疗色素沉着。

4.痤疮后瘢痕：遗留瘢痕是痤疮最常见的并发症。据发现，痤疮瘢痕的发病率高达1%～11%。痤疮炎症的严重程度、皮肤损害深度与痤疮瘢痕的严重程度与类型密切相关。因此早期控制炎症反应是预防和减轻痤疮瘢痕的关键。炎症造成组织缺损可形成萎缩性瘢痕,组织增生可形成肥大性瘢痕。萎缩性瘢痕是临床常见的痤疮瘢痕类型。

(1)萎缩性瘢痕:又称为痘坑。因为重度痤疮脓疱早期没有得到及时有效的治疗,局部皮肤组织坏死液化,造成了皮下组织的缺损,自身无法修复,产生了凹陷性瘢痕。

常见类型有3种:冰锥型(狭窄、深度最深)、厢车箱型(宽而深)、滚轮型(宽而浅)。见图3-12。

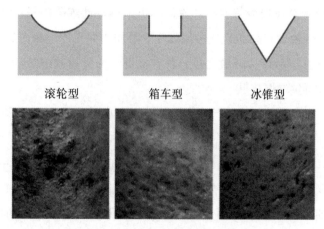

滚轮型　　　　　箱车型　　　　　冰锥型

图3-12　痤疮凹陷性瘢痕类型

治疗方法:

①传统手术治疗。

微晶磨皮术:常用于治疗滚轮型或箱车型瘢痕的边缘。通过机械研磨去除瘢痕表面角质层,促进新胶原蛋白再生,使凹陷变平、变浅。

环钻术:适用于较深的冰锥型瘢痕和深箱车型瘢痕。打孔抬高瘢痕组织或打孔后切除缝合或用皮肤移植物填充。

皮下切开术：适合较深的箱车型瘢痕和滚轮型瘢痕。通过松解表皮和真皮下结缔组织粘连，抬高皮肤。

微针：通过人为的物理性损伤，刺激胶原纤维再生。

②化学焕肤术：通过三氯醋酸、果酸、水杨酸等化学剥脱剂去掉病变皮肤，促进皮肤组织再生。分为浅层剥脱、中深层剥脱。浅层剥脱仅到达表皮基底层，适用于治疗轻度萎缩性瘢痕；中深度剥脱可到达真皮乳头层，可治疗较深的萎缩性瘢痕。皮肤瘢痕化学重建技术（CROSS）是采用高浓度三氯乙酸（TCA，浓度可高达100%）对萎缩性痤疮瘢痕表面皮肤进行剥脱，治疗冰锥样瘢痕取得较好效果。

③激光治疗：激光治疗是目前痤疮瘢痕最主要的非侵入性治疗方法，分为剥脱性激光和非剥脱性激光。

剥脱性激光：将特定波长的强光传递进入皮肤，光能所发射的热量导致表皮细胞层中的水分子汽化，表皮变性坏死，产生皮肤剥脱作用。同时热损伤也会刺激真皮细胞胶原纤维的再生。疗效较非剥脱性激光显著，但容易引发肌肤敏感、持久性红斑、色素沉着等副作用，恢复时间长。常见的剥脱性点阵激光有CO_2点阵激光（波长10 600nm）和Er：YAG激光（波长2940nm）。

非剥脱性激光：将能量直接传递到真皮而不破坏表皮，表皮剥脱不明显。能刺激真皮内胶原纤维和弹性纤维的再生。疗效较剥脱性点阵激光差、治疗次数多、副作用较小、恢复时间短。常见的非剥脱性激光有1064nm Nd：YAG激光、1320nm Nd：YAG激光，1540nm Er：Glass激光等。

射频（RF）：射频治疗是将电流传达到一定的真皮深度，造成热损伤，刺激胶原蛋白再生，从而改善痤疮瘢痕。其为无创或微创治疗，副作用轻微，可有疼痛、红斑、肿胀等。射频联合激光或微针治疗萎缩性痤疮瘢痕，疗效优于采用单一方法治疗。临床常用点阵射频、微等离子体射频、微针射频等。

④强脉冲光（IPL）：IPL可促进局部皮肤胶原蛋白增生、修复局部缺损的皮肤，通常用于早期浅表的痤疮凹陷性瘢痕治疗。

⑤软组织填充术：利用透明质酸钠、胶原蛋白等填充剂或自体脂肪来替代萎缩性痤疮瘢痕损失的组织体积，同时诱导胶原产生，多用于治疗浅表萎缩性痤疮瘢痕。

⑥干细胞疗法：将患者体内干细胞分离出来，经体外增殖和分化，再通过皮下注射的方式重新注射到患者皮损内。有助于瘢痕组织处皮肤再生和修复，缓解瘢痕凹陷。

⑦Recell技术（自体皮肤细胞移植术）：是在细胞水平上自体皮肤组织的活细胞采集，经体外特殊处理后，移植到瘢痕部位缺损的皮肤上。能快速诱导表皮再生和再上皮化，通过提供充分的自体皮肤细胞，进行高质量创面修复。临床中常与皮肤磨削术联合治疗痤疮萎缩性瘢痕，具有显著效果。

（2）增生性瘢痕：在痤疮愈合过程中，真皮胶原纤维因炎性刺激导致过度增生。在痤疮皮损部位形成突出于皮肤表面的增生性疤痕或疤痕疙瘩。常发生在皮肤张力较大如双下颌、前胸、肩胛等部位。见图3-13。

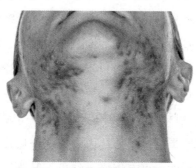

图3-13　痤疮增生性瘢痕

①药物治疗。研究证明，在增生性瘢痕和瘢痕疙瘩形成的早期及时口服药物进行干预，可起到阻止瘢痕形成和加重作用。临床上常将药物与激光、射频等联合使用治疗痤疮增生性瘢痕。

口服药物：积雪草苷具有抗炎、抑制瘢痕增生和促进损伤皮肤修复作用；维A酸类有抗炎、抑制瘢痕形成及免疫调节作用；曲尼司特抑制瘢痕组织中成纤维细胞的胶原合成。

局部外用药物：硅酮类药物具有软化瘢痕的作用；肝素钠尿囊素类药物可抑制瘢痕组织纤维化及抗炎。

②局部药物注射。

糖皮质激素：糖皮质激素局部注射可以发挥抗炎、抑制成纤维细胞增殖及胶原增生等作用，是目前治疗增生性瘢痕最常用的方法。使用方法：复方倍他米松注射液或曲安奈德溶液与2%利多卡因溶液按1∶1比例配成混合液，注入增生的瘢痕组织内，每月1次。长期使用糖皮质激素副作用为局部皮肤萎缩凹陷、色素减退、感染等。

A型肉毒毒素：肉毒素注射可通过抑制神经末梢乙酰胆碱的释放，使肌纤维松弛，抑制瘢痕挛缩和瘢痕增生。用法：通常配制成20～50U/ml注射在增生性瘢痕真皮内，根据瘢痕体积适量注射，每次注射总剂量通常在100U以内，每月1次。

细胞毒性药物：5-氟尿嘧啶（5-FU）为临床上最常用的可局部注射的细胞毒性药物，其可抑制成纤维细胞增殖。通常与曲安奈德联合注射，用法：曲安奈德溶液和2.5%氟尿嘧啶注射液按3∶1比例混合，注入增生性瘢痕内。单次最大药量为曲安奈德2ml、氟尿嘧啶0.5ml，瘢痕过多、过大患者需分次注射。每隔10～14d注射1次。

博来霉素：博来霉素治疗瘢痕目前机制尚未明确。参考用法为：博来霉素配制成1.5IU/ml溶液，每间隔0.5cm作为1个点位注射入瘢痕中，每月可注射1~2次。

③激光治疗。

脉冲染料激光（PDL）：585nm或595nm脉冲染料激光能够使早期增生性瘢痕和瘢痕疙瘩内增生的毛细血管闭塞、退化，抑制新生瘢痕的增生。

1064nm Nd∶YAG激光：利用光热作用，诱导真皮内新的胶原生成和胶原重塑，软化瘢痕。

光动力疗法（PDT）：治疗增生性瘢痕和瘢痕疙瘩的机理主要是依靠光敏剂产生的细胞毒性，诱导细胞凋亡，致使瘢痕组织坏死。该治疗具有组织特异性高、安全、不良反应少等优点。

人工点阵技术（MFT）：可用于治疗＞10mm增生性瘢痕。通过人工点阵模式减小损伤密度、增加治疗深度，可刺激瘢痕全层组织，诱导胶原再生与重塑。

④放射治疗。多用于治疗瘢痕疙瘩以及手术祛除瘢痕后的辅助治疗。目前常用方法有浅层电子束和核素疗法。

综上所述，痤疮瘢痕形成严重程度与炎症严重程度、持续时间以及炎症对皮肤的破坏程度密切相关，早期控制炎症反应可以预防和减轻痤疮瘢痕。萎缩性痤疮瘢痕首选CO_2点阵激光、离子束、铒激光等剥脱性点阵激光，其次选择非剥脱点阵激光、微针、射频等，较大的萎缩性瘢痕可联合皮下组织剥离术、软组织填充或手术切除治疗。增生性瘢痕及瘢痕疙瘩可采用激素局部注射封闭治疗、激光治疗（强脉冲染料激光、二氧化碳点阵激光）、人工点阵或手术后局部放射疗法。

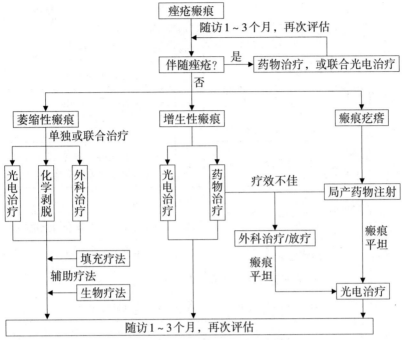

图3-14 痤疮瘢痕治疗临床路径图

表3-3 痤疮瘢痕治疗的证据等级和推荐强度

痤疮瘢痕分型		治疗方法	证据等级	推荐强度	备注
萎缩性	冰锥型	剥脱/非剥脱点阵激光	I	+++	
		环钻术	III	++	可作为激光联合治疗选项
		射频	III	+	可作为激光联合治疗选项
		化学剥脱术	V	++	注意色素异常
		生物疗法（如PRP）	V	+	不推荐单独使用
	滚轮型	剥脱/非剥脱点阵激光	I	+++	
		皮肤磨削术	I	++	该技术能够精确、可控地去除瘢痕边缘而无热损伤
		皮下分离术	III	+++	操作简单，可与填充、激光等技术联合应用
		射频	III	++	可用为激光联合治疗选项

续表

痤疮瘢痕分型		治疗方法	证据等级	推荐强度	备注
萎缩性	滚轮型	填充疗法	V	++	不推荐单独使用
		生物疗法（如PRP）	V	+	不推荐单独使用
	浅箱车型（深度0.1~0.5mm）	剥脱/非剥脱点阵激光	I	+++	
		皮肤磨削术	I	++	能够精确、可控地去除瘢痕边缘而无热损伤
		环钻术	III	++	建议联合治疗
		射频	III	++	可作为激光联合治疗选项
		生物疗法	V	+	不推荐单独使用
	深箱车型（深度≥0.5mm）	剥脱/非剥脱点阵激光	I	++	
		环钻术	III	++	建议联合治疗
		皮下分离术	III	++	操作简单，可与填充、激光等技术联合应用
		化学剥脱术	V	++	注意色素异常
		生物疗法	V	+	不推荐单独使用
增生性		药物治疗	I	+++	
		联合光电治疗	I	++	
瘢痕疙瘩		药物治疗	I	+++	
		手术切除联合放疗	I	++	适用于体积较大或药物治疗效果欠佳的痤疮瘢疙

注：证据等级：I级，收集所有质量可靠的随机对照试验后做出的系统评价/Meta分析结果或大样本多中心随机对照试验；II级，单个大样本多中心随机对照试验结果；III级，没有对照的随机方法的分组研究、病例对照研究或队列研究；IV级，无对照的系列病例观察和专家意见、描述性研究、病例报告。推荐强度：+++，非常推荐；++，推荐；+，仅作为辅助治疗方案。PRP：富血小板血浆

（六）特殊人群的痤疮治疗

包括儿童痤疮、妊娠及哺乳期痤疮的治疗。

1.儿童痤疮：痤疮发生在出生数周内为新生儿痤疮、3~6月为婴儿痤疮、1~7岁为儿童痤疮。新生儿痤疮因受母体激素影响而发生，随激素消退而自然消退。婴儿痤疮和儿童痤疮需查找内分泌疾病。经美国食品药品监督局批准（FDA）：

≥9岁儿童可使用2.5%过氧苯甲酰和1%阿达帕林凝胶；≥10岁儿童可使用0.05%维A酸凝胶；≥12岁儿童可用包括口服在内的其他维A酸类药物。系统使用抗生素可选择阿奇霉素、罗红霉素等大环内酯类抗生素，避免使用四环素族抗生素。

2.妊娠期或哺乳期痤疮：以外用药物为主。

（1）备孕期痤疮。口服维A酸类药物在距离妊娠前3个月以上可安全服用；治疗前1个月到治疗后3个月内应严格避孕。

（2）妊娠期痤疮。

①轻度痤疮：可外用克林霉素和壬二酸；过氧苯甲酰小面积谨慎使用；避免外用维A酸类药物。

②中度及中重度痤疮：以外用为主，必要时可口服大环内酯类抗生素（妊娠前3个月应避免使用）；避免使用四环素族抗生素。

③重度痤疮：严重者可短期服用泼尼松治疗。

（3）哺乳期痤疮：可外用过氧苯甲酰壬二酸；严重者可短期口服大环内酯类抗生素。

第五章 激素依赖性皮炎

一、激素依赖性皮炎概述

激素依赖性皮炎是指皮肤长期、反复或大量使用含有糖皮质激素成分的外用制剂后，表皮屏障功能遭到破坏所引发的一系列皮肤炎症性反应。该疾病常表现为涂抹含糖皮质激素制剂后，原发皮损就会缓解甚至消失，但是停用后皮疹再次出现，患者需要反复使用来控制皮疹，形成恶性循环，导致皮肤炎症逐渐加重。

二、激素依赖性皮炎发生的原因

多种原因致使激素依赖性皮炎的发病率呈逐年上升趋势，目前已成为皮肤科常见病、多发病。由于人体全身皮肤部位不同对激素的吸收量也不同。面部和外阴部皮肤比较薄嫩且血管丰富，激素的吸收比其他部位更容易，长期应用可导致皮肤正常结构被破坏，致使皮肤屏障功能受损，皮肤敏感性增高，继发激素依赖性皮炎。

（一）适应证选择错误

包括医师因专业知识的欠缺不能对一些皮肤疾病做出正确诊断或者对各类激素制剂使用的适应证掌握不准，患者缺乏对激素外用制剂的认知而滥用，都容易引起激素性皮炎。比如许多皮肤病患者，尤其是知识特别匮乏的患者，患病后不去医院找专业医师诊疗，而是受广告宣传的误导，自购皮炎平、皮康王等这些激素药膏，最终患上了激素性皮炎。

（二）药物品种选择不当或用药时间过长

市面上常见的糖皮质激素类外用药物按其生物效应强弱可分为超强效、强效、中效和弱效激素。

1.超强效激素：如丙酸氯倍他索、皮康王、卤米松等。

2.强效激素：如氟轻松、肤轻松软膏、糠酸莫米松、哈西奈德等。

3.中效激素：如曲安奈德、皮康霜、尤卓尔、派瑞松等。

4.弱效激素：如皮炎平、氢化可的松软膏、氟美松、复方地塞米松乳膏等。

短期外用激素制剂，可抑制真皮胶原的合成以及表皮萎缩；长期外用，则可抑制局部的免疫反应功能，可能会诱发细菌等微生物感染与加重。激素的生物效应越强，使用时间越长，就越容易引发激素依赖性皮炎。外用强效激素时间＞20d，中效、弱效激素＞2个月，易诱发激素依赖性皮炎。文献报道患者所用激素多为丙酸氯倍他索、氟轻松等强效或超强效的含氟激素制剂。

（三）美容市场的混乱和化妆品滥用

近些年来，激素依赖性皮炎发病呈逐年上升趋势，且顽固难治愈。与使用含激素的化妆品、护肤品、面膜等有很大关系。如今市面上很多不良商家为了获得更好的效益，在产品中非法添加了糖皮质激素，患者使用后皮肤可变得细腻，美白淡斑效果明显，取得早期满意的美容效果，长期持续使用后逐渐引起面部的激素性皮炎。

（四）急功近利的心理

由于外用激素价位低、见效快、购买和使用都方便，患者更愿意接受，甚至不顾忌激素的副作用而顽固地坚持滥用。激素具有抑制免疫反应和抗过敏作用，使用后能使皮肤炎性反应和瘙痒得到暂时缓解和消退，认为疗效非常好而长期使用（更有甚者把外用激素作为护肤品长期涂抹面部）。还有一些患者为了快速达到祛痘、祛斑、美白嫩肤等美容效果使用含有激素的功能性护肤品，虽然短期治疗效果较明显，但其后果通常是会造成激素依赖性皮炎。

（五）物理化学刺激

在使用含激素外用制剂过程中，如果患者受到日晒或外用刺激性制剂等不良刺激，更容易诱发激素性皮炎。

三、激素依赖性皮炎发病机理

激素依赖性皮炎的发病机制比较复杂，其具体机制尚未十分明确，可能与以下几个因素有关（见图3-15）。

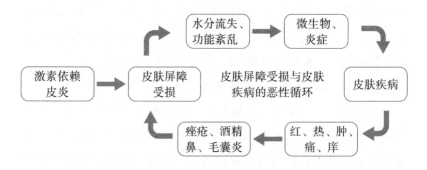

图3-15　激素依赖性皮炎发病机制

1.皮肤屏障功能受损：局部长期外用激素可致角质层细胞形成减少以及真皮胶原合成减弱，导致皮肤变薄，皮肤屏障功能受损。因此，皮肤渗透功能、抗微生物功能以及抵御外界刺激（如紫外线和外界环境污染物）的能力降低；引发皮肤炎症反应。而皮肤屏障受损后可活化炎性细胞因子，诱发或加重皮肤炎性反应。

2.皮肤神经-免疫-内分泌系统的紊乱：长期糖皮质激素可造成皮肤的类固醇合成功能以及下丘脑-垂体-肾上腺轴（HPA）抑制。突然停止激素后会出现戒断现象，导致对外源性激素产生依赖。

3.继发微生物感染：糖皮质激素可降低局部皮肤表面的免疫功能，使痤疮杆菌、马拉色菌等致病微生物过度繁殖，促使局部皮肤发生感染。

四、激素依赖性皮炎临床表现

激素依赖性皮炎主要发生在面部，临床表现呈多样化。

（一）皮损发生部位

有以下3种类型。

1.口周型：皮损主要分布于口周围，距离唇部3~5mm的区域。

2.面部中央型：皮损主要分布于前额、双面颊、鼻部。通常口唇周围皮肤正常。

3.弥散型：皮损广泛分布于整个面部、前额、口周甚至颈部皮肤都受累。

（二）皮损表现

主要分为以下5种。

1.痤疮样、玫瑰痤疮样皮疹：主要表现为密集分布的红色丘疹、粉刺、毛囊炎性脓疱，可见扩张的毛细血管。

2.皮肤炎症反应：主要表现为皮肤萎缩、变薄、潮红，伴毛细血管扩张。面部皮肤发生程度不同的肿胀、红斑或弥漫性潮红、萎缩、变薄、干燥、脱屑毛细血管扩张等。

3.色素沉着：可表现为面部皮肤色泽暗沉，皮肤色素不均匀，可伴有散在点状或片状淡褐色至棕褐色色素沉着斑。

4.毳毛增生：局部区域的汗毛可表现增粗、变长。

5.皮肤老化：皮肤干燥、粗糙、变薄，甚至发生萎缩失去弹性等早衰现象。

（三）自觉症状

患者可能同时感受到刺痒、刺痛、烧灼、紧绷感，这些自觉症状轻微外界刺激即可诱发，如日晒、干燥环境、热水洗头洗脸、情绪激动、刺激性食物等，也可在遇热时加重、遇冷时减轻。

（四）激素依赖和反跳症状

激素的抗炎和缩血管功能，可快速使原皮损的红斑、丘疹、瘙痒等明显改善。然而激素并不能消除病因，一旦突然停用，通常在1周内原皮损再次出现，甚至比以前更加严重，出现激素反跳性皮炎。持续时间可达几天至3周，患者往往因为不能耐受而选择继续外用激素，形成激素依赖。

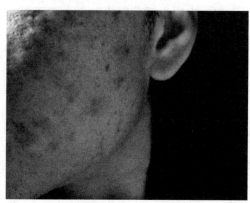

图3-16　激素依赖性皮炎临床表现

（五）皮肤镜下特征

红色或深红色背景下可见多形性或分枝状血管，呈网状或不规则排列。部分患者可有"玫瑰花团"样结构。

五、激素依赖性皮炎诊断

根据诊断标准、皮损分布和皮损特点做出诊断。有报道提出其诊断标准为：

1.有1个月以上外用激素病史。

2.皮损对激素的依赖：停用激素外用制剂后2～10d原有皮损复发甚至加重。

3.主观症状：伴有明显灼烧、刺痒或干痒、刺痛及紧绷感。明显灼热、明显瘙痒和明显干燥感称为"难受三联症状"。

4.客观体征：面部肿胀、红斑或持续性潮红、炎性丘疹、脓疱或痤疮样疹、毛细血管扩张、毛孔粗大、色素沉着、皮肤干燥、脱屑甚至表皮萎缩。

诊断激素依赖性皮炎必须具备1和2条，加上3、4条中的1条或2条。同时必须排除因激素过敏或激素不良反应所造成的皮疹，还需要排除原发疾病本身复发现象。

六、激素依赖性皮炎鉴别诊断

（一）激素依赖性皮炎与玫瑰痤疮的鉴别
见表3-4。

表3-4　激素依赖性皮炎与玫瑰痤疮鉴别表

项　目	激素依赖性皮炎	玫瑰痤疮
病史特点	面中部持续性红斑,无明显阵发性潮红现象	以面中部阵发性潮红为特点,潮红症状可自行缓解或加重,特别在情绪激动、高温或日晒后明显加重
自觉症状	明显灼热、明显干燥、明显瘙痒的戒断"难受三联症"	以灼热为主,可伴有不同程度干燥,可能有瘙痒或不痒
皮损特点	肤色暗沉,皮损分布较对称,但不规则,脱屑症状明显	肤色较正常,皮损对称、规则,脱屑症状较轻

(二)激素依赖性皮炎与湿疹的鉴别

见表3-5。

表3-5　激素依赖性皮炎与湿疹鉴别表

项　目	激素依赖性皮炎	湿疹
病史特点	停止外用激素3d左右出现症状复发	停止外用激素一般在1周以上才出现症状复发
自觉症状	同时出现明显戒断"难受三联征"	不会同时出现"难受三联征"
皮损特点	以面颊部为主,脱屑症状明显	可全面部分布,但呈局限性,脱屑症状轻

(三)激素依赖性皮炎与接触性皮炎的鉴别

见表3-6。

表3-6　激素依赖性皮炎与接触性皮炎鉴别表

项　目	激素依赖性皮炎	接触性皮炎
病史特点	数月或数年逐步发生,停外用激素3d左右出现症状反弹	数天内急性发病,有明确的接触史
自觉症状	同时出现明显戒断"难受三联征"	急性期可能有明显灼热与瘙痒,但干燥不明显;慢性期可能干燥明显,灼热减轻
皮损特点	以面颊部为主	全面部或特定接触部位

七、激素依赖性皮炎治疗

（一）一般治疗

1.立即停止外用任何含有激素成分的护肤品或药物，积极治疗原发皮肤病。

2.做好健康教育：患者应早期到医院寻求专业皮肤科医生帮助。医生根据患者病情制定个体化的护理和治疗方案。帮助患者戒掉激素依赖的心理，告知患者突然停用激素，在1~2周内主观和客观症状都会加重，不能继续使用激素，必须坚持下来这些不适才会逐渐改善。医生需要给予患者健康教育与关怀，告知患者该疾病可以治愈，但治疗周期长，可长达1年甚至数年，具体恢复时间受患者皮肤对激素依赖程度以及受损程度等因素和因人而异。且本病容易反复发作，患者要保持良好的心态，正确对待疾病发作，戒骄戒躁，烦躁、悲观、焦虑等不良情绪影响疾病的康复。

3.尽量减少对皮肤的刺激：激素依赖性皮炎患者因为皮肤屏障功能被破坏，皮肤敏感性增高。应避免接触外界理化刺激及过热的环境温度刺激等、避免饮酒及刺激性食物、情绪激动等刺激因素。

4.做好日常保养。

（1）注意防晒：对于严重受损的皮肤防晒工作尤为重要。尽量采用物理防晒的方式（打遮阳伞、戴遮阳帽等），少用防晒霜等化学防晒剂。外出时，尽量避开上午10点到下午2点之间紫外线强的时段。

（2）温和清洁皮肤：避免用热水烫洗，可用温凉水清洗面部；避免过度清洁皮肤。选择温和、脱脂性弱的洗面产品。

（3）加强保湿：使用具有屏障修复功能的医用保湿霜。医生常推荐的有舒缓修复面霜，舒缓保湿面霜等。

5.饮食宜清淡，避免辛辣刺激食物，多食蔬菜、水果等富含维生素的食物。

6.保持充足的睡眠和稳定的情绪。

（二）药物治疗

1.外用药物

（1）保湿类外用药：由于激素依赖性皮炎患者皮肤屏障功能严重受损，需要保湿类外用药增加角质层含水量，改善和恢复皮肤屏障功能。如含有神经酰胺、胆固醇、维生素C等成分的药膏和医用护肤品。

（2）免疫调节剂：可采用他克莫司软膏、吡美莫司软膏，具有免疫调节、抗炎作用，可以用来代替激素缓解患者炎症反应，并逐步消除激素所产生的副作用。近年来研究发现，他克莫司和吡美莫司软膏虽然不是激素，但面部长期使用这些免疫抑制剂也会影响皮肤屏障功能，停用后皮损容易复发。使用时需要在专科医生指导下，待病情好转后需逐步减量停用，同时需配合其他治疗。

（3）非甾体类抗炎药：氟芬那酸丁酯软膏有较强的抗炎活性，无糖皮质激素类药物的副作用。起到抗炎、止痒、镇痛作用。5%氟芬那酸丁酚软膏（布特）外涂患处，2次/d，连用8周。

（4）贝复济（重组牛成纤维细胞生长因子）和各种EGF（表皮生长因子）产品对恢复皮肤屏障有促进作用。

2.局部治疗

根据患者的病程、用药时间长短以及对激素依赖的程度，局部治疗可采用以下4种方法。

（1）戒断疗法：最常用方法，建议立即停止所有外用激素药或者可能添加激素的护肤品；外用保湿修复皮肤屏障的药物或医用护肤品；局部冷敷或冷喷缓解灼热、刺痛感。这种方法更适合症状较轻、病程及用药时间较短、停药后反跳较轻者。

（2）递减疗法：适合连续外用激素类药物超过3个月或间歇使用激素类药物超过半年、停药后反应剧烈的患者。可采取3种方式：强效激素改用弱效激素；高浓度改为低浓度制剂；逐渐减少用药次数或延长使用间隔时间。通过递减的方式逐渐停药。

（3）替代疗法：用非激素药物替代激素药物。可利用他克莫司软膏、氟芬那酸丁酯软膏等这些非激素抗炎药，通过逐步增加药物剂量的方法替代激素药物。

（4）裸脸疗法：经过激素替代疗法、免疫抑制剂疗法都无效时，可尝试此方法。每天除了清水洗脸外，不使用任何药物和护肤品。让皮肤尽量少受外界刺激。

3.系统用药

（1）抗组胺药：具有止痒、减轻炎症作用。

（2）羟氯喹：伴有光敏者可短期服用。

（3）抗生素治疗：控制毛囊微生物感染。多西环素或米诺环素具有良好的抗炎及免疫调节作用，并且可以抗毛细血管增生。

（4）复方甘草酸苷片：具有抗炎、抗过敏作用。

（5）抗焦虑药物：伴有焦虑情绪患者可酌情口服黛力新等药物缓解。

（三）激光、物理治疗

1.冷喷、冷敷治疗：可为皮肤补充充足水分，缓解局部干燥、灼热、刺痒等不适感觉；促进扩张的毛细血管收缩，减轻炎症，使红斑肿胀改善或消退。

2.LED光疗：LED的红光能够刺激真皮内成纤维细胞生长因子

的生成，促进皮肤屏障的修复。能够改善面部红肿等炎症状况。LED黄光可以改善皮肤敏感、收缩血管、增强皮肤免疫功能。此外，LED光疗光源温和，患者多能耐受治疗过程且安全性高，是皮肤急性炎症期中常用方法。治疗时长可为每次15min红光+15min黄光，每周2~3次，2个月为1个疗程。

3.强脉冲光（500~1200nm）：较长波长的光穿透到皮肤较深处组织，可产生光热作用和光化学作用，使皮肤的胶原纤维重排和再生，增厚皮肤，有利于皮肤屏障的恢复。同时也可以闭合扩张的毛细血管，收缩毛孔、抑制皮脂腺分泌、杀灭痤疮丙酸杆菌、淡化色素沉着的作用。适合炎症控制到比较稳定状态时。每月治疗1次，连续6次治疗。

4.脉冲染料激光：可封闭扩张的毛细血管。

5.舒敏之星射频治疗仪：具有抗炎、舒缓、镇静功能。

6.舒敏专家治疗仪：促进炎症因子排除、全面修复皮肤屏障。

7.调Q激光1064nm：大光斑，低能量密度模式可促进扩张的毛细血管收缩，缓解皮肤炎症。

8.非剥脱型点阵激光：激素依赖性皮炎的炎症反应都来自真皮层，只有控制好真皮层的炎症，角质层的皮肤屏障功能才能修复好。非剥脱型点阵激光利用局灶性光热作用和光化学作用，控制真皮层炎症，使真皮层中的弹力纤维和胶原纤维重新排列，增厚真皮层，促进表皮屏障功能恢复。每月治疗1次，连续6次治疗。

9.微针治疗：适合没有皮肤感染的患者。微针刺破皮肤后能启动表皮细胞再生机制，促进真皮胶原纤维增生，增强皮肤屏障功能。同时针刺造成的很多微小孔道可以促进药物透皮吸收，使药物直接到达深层组织，增强疗效。

10.激光脱毛：针对毳毛增生的患者，待皮肤炎症消退、皮肤屏障功能恢复后，可进行激光脱毛治疗。

六、激素依赖性皮炎预后

本病的预后受皮肤自身状态、皮损类型、个体对治疗反应差异等多种因素的影响。临床实践证实：丘疹、脓疱、肿胀等炎症反应3个月左右即可消退；毛细血管扩张、弥漫性红肿、色素改变及皮肤萎缩等症状较难消退，可维持数年。

七、激素依赖性皮炎预防

面部及婴幼儿皮肤应尽量避免糖皮质激素外用制剂，病情需要必须使用时，应尽量选择弱效、不含氟的糖皮质激素，且使用时间不超过1个月。

第六章　脂溢性皮炎

一、脂溢性皮炎概述

脂溢性皮炎是指好发于皮脂溢出部位如头面部、胸背部的慢性、复发性、炎症性皮肤病。

二、面部脂溢性皮炎发病原因

原因未十分明确，可能与以下几个因素有关：

1.皮脂溢出过多：因一些内在和外在因素如遗传、代谢、雄激素分泌亢进、维生素 B 族缺乏、外界刺激、不当护肤等，导致皮脂腺的增生和分泌过度。

2.真菌感染：糠秕马拉色菌是存在于正常皮肤表面的真菌，皮肤免疫失调导致糠秕马拉色菌大量生长，产生大量脂酶，皮脂腺分泌的甘油三酯被脂酶分解，产生大量游离脂肪酸，刺激皮肤引发炎症。

3.免疫因素：当人体免疫功能下降以及对马拉色菌的免疫反应异常时，原本不致病的糠秕马拉色菌大量生长诱发皮肤炎症反应。

4.表皮屏障功能受损：因护肤或治疗不当损伤表皮屏障，导致皮肤水油失衡、皮脂分泌增加，继而诱发炎症和感染。

5.肥胖、劳累、焦虑、外界理化刺激、饮酒、过多食用油腻、含糖、辛辣刺激食物及B族维生素缺乏等可能对本病有一定影响。

三、面部脂溢性皮炎临床表现

皮损主要好发于面部T区（常见于前额、眉部、眉间、鼻唇沟及面颊部）皮脂溢出部位，表现为：大小不等、边界较清楚的黄红色斑片上，可覆盖油腻性细小鳞屑和黄色结痂。周围可以有散在红色毛囊周围炎性小丘疹。可无任何自觉症状，也可伴有轻度瘙痒。少数患者可出现眼睑炎和结膜刺激症状。见图3-17。

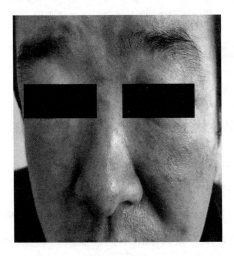

图3-17　面部脂溢性皮炎临床表现

皮肤镜检查：可见红色背景、毛囊周围淡黄色晕、呈灶状分布的线性分支状血管，少量鳞屑。见图3-18。

图3-18 脂溢性皮炎皮肤镜表现

四、面部脂溢性皮炎诊断

主要依据病史和临床检查。

五、面部脂溢性皮炎鉴别诊断

（一）银屑病

银屑病发病部位可累及全身多处，表现为散在分布、大小不一、厚重银白色鳞屑覆盖的红色斑片和斑块，与皮脂溢出无关。而脂溢性皮炎好发于皮脂溢出部位，皮损为黄红色斑片上覆盖油腻性细小鳞屑和黄色结痂，可见散在红色毛囊周围炎性小丘疹。

（二）玫瑰痤疮

玫瑰痤疮好发于面中部，以持久性红斑、阵发性潮红、丘疹、脓疱毛细血管扩张以及肥大增生为主要表现的慢性皮肤炎症，同时伴有灼热、瘙痒、刺痛等不适症状。其发病可能与毛囊蠕形螨感染有关。而面部脂溢性皮炎多发生于皮脂溢出部位的油腻性红斑和鳞屑，无自觉症状或只有轻度瘙痒感。其发病与糠秕马拉色菌感染有关。

（三）痤疮

痤疮是毛囊皮脂腺单位的慢性炎症性皮肤病，好发于青少年和年轻的成年人。典型表现是开放性、闭合性粉刺、丘疹、脓疱、结节。前额、鼻头部和双面颊是好发部位。痤疮的主要发病机制与皮脂腺分泌过量脂质、毛囊皮脂腺导管角化异常、痤疮丙酸杆菌感染等有关。

（四）系统性红斑狼疮

系统性红斑狼疮面部皮损可表现为面颊和鼻梁部水肿性蝶形或盘状红斑，日晒后加重。可看到黏着性鳞屑和堵塞扩张的毛囊开口。皮损可发生萎缩，甚至形成瘢痕。系统性红斑狼疮是一种可累及全身多器官的结缔组织病，患者常合并其他组织、器官病变。血清学检查抗核抗体等特异性抗体常为阳性。而脂溢性皮炎患者面部皮损好发于前额、鼻唇沟等皮脂溢出部位，不会产生萎缩和瘢痕；不累及其他系统病变；血清学检查为阴性。

六、面部脂溢性皮炎治疗

（一）患者教育

1.生活方面：要养成健康的生活习惯，如作息时间规律、保持充足睡眠、放松心情保持良好心态。

2.饮食方面：饮食要清淡，多食含纤维素、维生素、蛋白质丰富的食物，尽量少食甜食以及辛辣刺激、油腻的食物。

3.皮肤护理方面：注意防晒和保湿，保持皮肤清洁，避免损伤皮肤屏障的不正当护肤方式。轻度患者可通过科学护肤往往可自愈。

4.一旦发生了脂溢性皮炎，则应及时到医院面诊治疗，避免擅自使用激素类外用制剂以及相信一些广告、偏方等损伤皮肤。

（二）药物治疗

治疗原则：抗炎、抑菌，重建皮肤屏障功能。

1.局部治疗

（1）抗真菌药物：脂溢性皮炎可能与糠秕马拉色菌感染有关，因此治疗脂溢性皮炎需选用适当的抗真菌药物。通常轻、中度患者首选外用抗真菌药物，重度患者可考虑口服抗真菌药物治疗。常用药物有：萘替酚酮康唑、联苯苄唑、舍他康唑等外用制剂。

（2）改善皮肤屏障药物：如多磺酸基黏多糖、透明质酸钠、人表皮生长因子等。

（3）免疫调节剂：钙调磷酸酶抑制剂如他克莫司和吡美莫司等，具有抑制免疫反应、抗炎作用。但不宜长期使用，可影响皮肤屏障功能。

（4）非激素抗炎类药物：如氟芬那酸丁酯。

2.系统治疗

（1）维生素 B_2 或复合维生素 B：参与调节人体代谢，减少皮脂分泌。

（2）抗组胺药物：瘙痒明显可用抗组胺药物，具有止痒镇静作用。如氯雷他定、依巴斯汀等。

（3）抗生素：皮疹有严重感染时可短期口服四环素族抗生素或红霉素。

（4）抗真菌药物：皮疹严重，局部治疗疗效不佳患者可口服伊曲康唑、特比萘酚等抗真菌药物。

（5）抑制皮脂分泌药物：维胺酯胶囊、异维A酸以及抗雄激素类药螺内酯、西咪替丁等可抑制皮脂腺分泌。

（三）激光、物理治疗

1.强脉冲光（IPL）：特定波长的强脉冲光能量穿过表皮，选择性作用于皮下毛细血管使其闭塞；促进胶原组织增生抑制炎症介质的释放，达到抗炎、抑制皮脂分泌、抑制马拉色菌定植，从而明显改善炎性红斑和瘙痒。

2.窄谱中波紫外线（NB-UVB）：具有免疫调节作用、抑制炎症反应以及抑菌、杀菌作用。一定疗程后可以显著改善脂溢性皮炎红斑、瘙痒等炎症反应。

3.光动力疗法（PDT）：皮肤组织吸收的光敏剂经特定波长的激光照射后受到激发，生成强活性的单态氧，单态氧和马拉色菌发生氧化反应，产生细胞毒性作用，导致马拉色菌死亡。

4.射频（RF）治疗：舒敏之星等射频导入可通过修复皮肤屏障功能、活性氧消炎杀菌功能以及较强穿透力（其热能可达到皮下 3~4mm）起到抑制皮脂腺的过度分泌、抗炎、抗感染作用。

（四）化学焕肤术

通常采用果酸、水杨酸、复合酸进行化学焕肤术，具有溶解皮脂、减少皮脂腺的分泌、加快角质层细胞脱落等功能，能够起到促进皮肤新陈代谢、修复皮肤屏障及抗炎作用。

第七章　颜面再发性皮炎

一、颜面再发性皮炎概述

颜面易反复发作的皮肤炎症。皮损主要表现为红斑、干燥、脱屑，常伴瘙痒感，也可有轻度肿胀。反复再发可有色素沉着。通常1周左右消退。该病有季节性，常发生于春、秋季，多见于20~40岁女性。

二、颜面再发性皮炎发病原因

目前发病原因不明，以下几种因素可能诱发本病：

1.春秋季节空气干燥易发生面部再发性皮炎是因为面部皮肤缺水，皮肤屏障保护能力降低。

2.化妆品某些成分如香料、防腐剂、色素等很可能就是过敏源或光感性物质，在紫外线的作用下，引起面部光敏反应。

3.春秋季花粉、细菌、病毒大量繁殖和传播，通过皮肤接触、呼吸道进入人体等，导致过敏症状的发生；春季紫外线辐射骤然增加，过多紫外线照射皮肤，诱发过敏反应。

4.饮食辛辣刺激等食物或一些含光敏性物质较多的食物如荠菜、菠菜等。

5.精神紧张、消化功能障碍、卵巢功能障碍、维生素B族缺乏等因素亦可能为本病发病的原因。

三、颜面再发性皮炎临床表现

常见的临床表现为：皮损通常初发于眼睑周围，逐渐扩散到面颊部、耳前，严重者可以累及全面部、颈部及颈前三角区。皮损表现为轻度局限性红色斑片，表面有细小糠状鳞屑。或面部有轻度肿胀伴发红丘疹。自觉瘙痒。起病急，1周左右可自行消退。但可反复再发，反复发作后可有色素沉着发生。多见于20～40岁女性。发病季节多为春秋季。见图3-19。

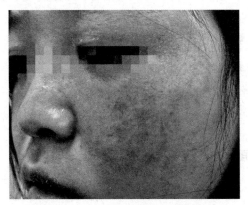

图3-19　颜面再发性皮炎临床表现

四、颜面再发性皮炎诊断

依据疾病的好发季节、年龄、皮损特点等可以做出诊断。

五、颜面再发性皮炎鉴别诊断

（一）面部湿疹

面部湿疹皮损通常表现为多形性，有红斑、丘疹、水疱、糜烂、渗出或苔藓化，瘙痒较剧烈。

（二）接触性皮炎

接触性皮炎发作与季节无关，有明确的过敏物质接触史，表现为接触部位红斑、丘疹、水疱等损害。

（三）激素依赖性皮炎

激素依赖性皮炎有明确的糖皮质激素类外用制剂接触史。表现为面部红斑、肿胀、丘疹、脓疱、皮肤角质层变薄、毛细血管扩张、干燥、脱屑等症状，自觉烧灼、刺痛、瘙痒等。突然停药有激素"戒断反应"。

（四）脂溢性皮炎

脂溢性皮炎皮损主要发生在面部皮脂溢出部位，表现为边界清楚的黄红色斑片、油腻性黄痂及鳞屑。慢性病程。

（五）玫瑰痤疮

玫瑰痤疮表现为面部皮肤弥漫性潮红和红斑，丘疹、脓疱及毛细血管扩张等症状。显微镜下可以检出繁殖过量的毛囊虫。

六、颜面再发性皮炎治疗

（一）日常护理

颜面再发性皮炎容易反复发作，影响患者的容貌和心情，对该疾病的治疗不仅仅是药物，日常护理也很重要。

1.防止日晒：春秋季紫外线较强，外出时要注意面部等暴露部位的防护，可通过打遮阳伞、戴防晒帽及适当使用防晒霜来避免皮肤受日光直射。

2.做好防护：避免接触过敏源，春天时要注意防止花粉及微生物过敏，必要时可佩戴口罩进行皮肤防护。

3.合理饮食：忌饮酒及海鲜、辛辣刺激性食物。春秋季应当尽量避免食用紫菜、荠菜、菠菜等容易诱发面部皮炎的光感性食物。

4.健康生活：生活起居规律，不要过度劳累，保持心情愉快，减少紧张焦虑情绪。

5.皮肤清洁：在日常生活中注意使用温和护肤品，慎用化妆品；注意皮肤保湿，防止皮肤干燥。外出回家后要及时清洁面部皮肤，不用碱性较强的清洁产品，避免烫水清洗。

（二）药物治疗

症状较轻患者可以做冷喷或冷敷，通常1周左右可自愈。皮损和瘙痒明显患者可采用药物治疗及时控制病情。

1.局部治疗：外用作用温和无刺激性的润肤剂，如维生素E软膏、医用保湿类护肤品等。必要时可选用布特、他克莫司软膏、吡美莫司软膏等非激素类抗炎药物。他克莫司软膏、吡美莫司软膏不宜长期使用。

2.全身治疗：若面部红肿、瘙痒明显，可口服氯雷他定、西替利嗪等抗组胺药改善过敏症状；复方甘草酸苷片具有类激素的抗炎抗过敏作用，没有激素样副作用；复合维生素B、胡萝卜素、烟酰胺等可以降低皮肤对紫外线的敏感性，适用于光敏感患者。症状严重时可短期系统使用激素药物。

（三）物理治疗

1.冷敷或冷喷：具有消除红肿、舒缓镇静、补水的功能。

2.LED光疗：红光和黄光具有抗炎、消除红肿以及舒缓镇静作用。

3.舒敏之星：促进炎症消退，修复皮肤屏障功能，配合导入舒敏保湿类医用护肤品效果更佳，可以促进有效成分吸收。

（四）医用护肤品

舒敏保湿类医用护肤品能够增加角质层含水量，调节水油平衡，维护和修复皮肤屏障功能，增强皮肤对外界理化刺激的抵御能力。

第八章　黄　褐　斑

一、黄褐斑概述

黄褐斑是一种常见的面部获得性色素增加性皮肤病。主要表现为边界不清、深浅不一的淡褐色或深褐色片状色素沉着斑，对称分布于双面颊、前额及下颌等暴露在阳光下的区域。通常春秋季加重，秋冬季减轻，病程缓慢，易复发，难治愈。在亚洲育龄期妇女中常见，发病率高达30%。因黄褐斑经常发生于怀孕期妇女，因此也被称为妊娠斑。中医认为黄褐斑和肝郁气滞相关，又称为肝斑。

二、黄褐斑病因及发病机制

黄褐斑三大主要发病因素为遗传易感性、性激素水平波动、紫外线照射。此外，皮损处炎症反应、血管增生、黑素合成增多以及皮肤屏障功能受损也与黄褐斑的发生有关。

1.遗传易感性：所有人种均可患黄褐斑，按Fitzpatrick分型Ⅲ~Ⅴ型亚洲深肤色人发病率较高，约40%黄褐斑患者有家族遗传史，这类患者往往治疗效果较差，且病情迁延不愈。

2.性激素水平：黄褐斑多见于育龄女性。妊娠期、口服避孕药、月经紊乱、围绝经期激素替代治疗等可导致女性雌激素、孕激素水平升高。雌激素可增强黑色素细胞活性，促进黑素细胞分泌黑素颗粒；孕激素有助于黑素颗粒转运和扩散，从而诱发和加重黄褐斑。

3.紫外线照射：紫外线照射被认为是黄褐斑发生及加重的主要因素之一，日光中的紫外线可导致表皮基底膜带受损，黑素颗粒及黑素细胞进入真皮层，真皮弹力纤维变性，诱导成纤维细胞、皮脂腺细胞等分泌促黑素生成因子，这些促黑素生成因子可激活酪氨酸酶活性，活化黑素细胞功能，使黑色素合成增加。

4.炎症反应：近年来发现，局部炎症反应参与黄褐斑发生和发展。皮损处存在慢性炎症，释放较多炎症因子不断刺激患处黑色素细胞合成黑色素。

5.血管增生及功能异常：大量研究证实，黄褐斑皮损处真皮组织中小血管数量、体积及密度明显大于周围正常皮肤，局部血管内皮生长因子（VEGF）表达也明显升高，提示黄褐斑皮损处有毛细血管扩张和新血管生成。此外，由于皮损处存在慢性炎症，炎症因子刺激毛细血管，导致毛细血管扩张后血管内一些红细胞溢出血管外，释放含铁血黄素堆积在局部，加重色斑。

6.皮肤屏障受损：据观察，将近50%黄褐斑患者有不良护肤史，包括过度清洁、过度护肤、使用刺激性强的清洁用品或护肤品导致皮肤屏障受损，进而使色素屏障功能减弱，导致黑素代谢紊乱、黑素颗粒沉积在表皮下。此外，皮肤屏障受损诱发皮肤炎症，导致炎症后色素沉着。

7.皮肤抗氧化系统失衡：研究发现黄褐斑患者的谷胱甘肽氧化酶、超氧化物歧化酶等比正常人水平高，提示黄褐斑的发生可能与氧化应激有关。当皮肤持续受到理化刺激，更容易发生氧化应激反应。

8.血清酶及微量元素：黄褐斑患者血清中铜离子水平升高可促进酪氨酸酶催化酪氨酸形成黑素，导致色素沉着增加而发生黄褐斑。

9.皮肤类型：干性皮肤更易发生黄褐斑。因为干性皮肤水分含量少，导致黑色素代谢障碍，黑色素不能及时运送到表皮；干性皮肤皮脂缺乏，皮肤保湿能力弱，对紫外线的防护作用也弱，导致皮肤耐受度低、易受刺激；干性皮肤角质层较薄，防护能力弱，受到外界刺激更容易发生炎症反应，导致炎症后色素沉着。

10.药物：长期服用抗癫痫药物如氯巴占和光毒性药物如一些非甾体抗炎药、抗精神病药、利尿剂、降血糖药、靶向药等药物促使黑色素细胞分泌黑色素颗粒、表皮基底层色素沉着，诱发黄褐斑。

11.不当的护肤和治疗：某些化妆品含有防腐剂、金属、香橼醛、香料等可刺激皮肤发生炎症反应，诱发或加重黄褐斑。不正确的激光治疗方式，或者治疗参数设置不合适会诱发和加重黄褐斑。还有一些不正规的祛斑产品，在使用后短期内可出现淡斑效果，但是停用后反弹导致色斑加重。

12.皮肤的微生态失衡：人体的皮肤有维持自身微生态稳定的能力，当人体皮肤菌群之间微生物态失衡时，就会造成皮肤的病理性损害，发生黄褐斑。

13.饮食因素：饮食中若长期缺乏维生素C、维生素E、某些微量元素、谷胱甘肽以及烟酸等，会导致皮肤内的酪氨酸酶活性增加，黑色素形成增多，从而发生色素沉着，诱发黄褐斑。而维生素C、硒等可使人体内谷胱甘肽的含量增加，抑制酪氨酸酶活性，从而抑制皮肤中黑色素的形成和沉着。

14.慢性疾病：一些慢性疾病如甲状腺疾病、肝脏疾病、恶性肿瘤、自身免疫性疾病以及女性生殖器官疾病如月经不调、子宫附件炎等患者面部常常出现黄褐斑。

15.精神心理因素：心理压力过大、脾气暴躁、焦虑、精神抑郁、失眠会导致内分泌失调，诱发皮肤色素代谢异常而出现黄褐斑。

三、黄褐斑临床表现与分型

（一）黄褐斑临床表现

主要表现为面部不规则的淡褐色或深褐色斑片，通常对称分布于面颊部、颧部，也可以出现在前额、眼眶周围、鼻部及上唇部。皮损多数境界清楚。患者通常没有自觉症状。病程发展缓慢，可持续数月甚至数十年。黄褐斑皮损颜色深浅可因为日晒、内分泌、情绪变化等状况而变化。当伴有乳晕或外生殖器色素性沉着时，应该高度警惕恶性肿瘤的发生。见图3-20。

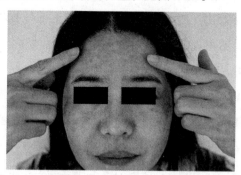

图3-20　黄褐斑临床表现

（二）黄褐斑临床分型

1.根据部位分型

（1）面部中央型：最常见，皮损主要分布于前额、双面颊、鼻部、上唇和下颌部。

（2）面颊型：皮损主要位于双侧颊部和鼻部。

（3）下颌型：皮损主要位于下颌部，可累及颈部V形区。

2.根据色素所在位置分型

（1）表皮型：在Wood灯光下色斑的边界清晰，黑色素仅存在于表皮。

（2）真皮型：在Wood灯光下色斑的边界模糊，黑色素存在于真皮。

（3）混合型：黑色素同时存在于表皮和真皮中。

（4）不确定型：通常在Wood灯光下不能辨认类型，表现为皮损色素加深或呈黑色。

3.根据血管参与情况分型

该分型对治疗药物及方法的选择有指导意义。

（1）色素型（M型）：由黑色素为主导的类型。玻片压诊色斑不褪色，Wood灯下色斑区与非色斑区颜色对比差异度增加。

（2）血管型（V型）：毛细血管扩张、破裂、红细胞外溢为主导的类型。玻片压诊色斑褪色似正常肤色，Wood灯下色斑区与非色斑区颜色对比差异度不明显。

（3）色素合并血管型（M+V型）：玻片压诊色斑部分褪色，Wood灯下色斑区与非色斑区颜色对比度增加不明显。该类型包括两种情况：①色素优势型（M>V）：色斑中M型和V型都有，但M型占主导。用玻片压于色斑处，颜色部分可以变淡，但不明显。②血管优势型（V>M）：色斑中M型和V型都有，但V型占主导。用玻片压于色斑处，颜色明显变淡，但仍有色素存在。见图3-21。

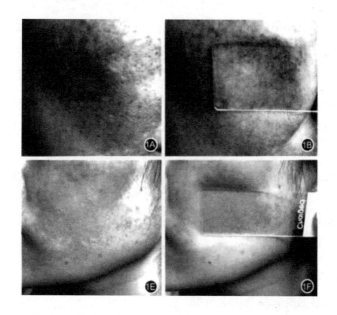

图3-21 血管型（1A、1B）与色素型（1E、1F）患者皮损比较

（三）黄褐斑临床分期

1.活动期：近期出现色斑面积增大，颜色变深或发红，搔抓后皮损发红，玻片压诊大部分可以褪色。

2.稳定期：近期色斑面积无扩大，颜色无加深或发红，搔抓后皮损不发红，玻片压诊大部分不褪色。

四、黄褐斑的诊断和鉴别诊断

（一）诊断

根据患者的病史、皮损发病部位、特征即可诊断黄褐斑。无创检测技术可辅助诊断和分型、分期。

1.玻片压诊法：用玻片压在黄褐斑皮损上10~20s，观察其颜色变化。有助于黄褐斑分型和分期。

2.Wood灯检查：在暗室内用Wood灯照射黄褐斑皮损，并与白炽灯光线下所见颜色强度变化对比，有助于判断表皮型和真皮型黄褐斑；Wood灯照射下色斑区与非色斑区颜色对比差异度有助于判断色素型和血管型黄褐斑。

3.皮肤镜检查：可见不规则形、网状、树枝状、球状淡褐色或褐色均匀一致的斑片，还可见毛细血管网及淡红色斑片、毳毛变粗变黑。

4.显微图像分析技术（RCM）：通过检测黄褐斑皮损处树突状黑素细胞形态可作为分期、分型判断及疗效对比。

5.皮肤测试仪：可通过无创性皮肤生理功能测试黄褐斑患者皮损的角质层含水量、表皮水分流失、皮脂含量、血红素值、黑色素值判断黄褐斑面积、深度、皮肤屏障损伤情况以及治疗效果对比。

6.皮肤病理：表现为表皮基底层、棘层黑素颗粒增加，部分患者可见真皮黑素颗粒的增加。

（二）鉴别诊断

黄褐斑应与以下几种面部色素增多性疾病相鉴别（见图3-22）。

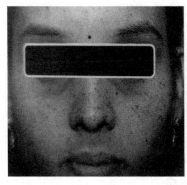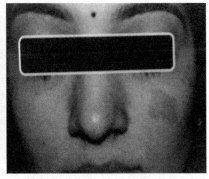

雀斑 　　　　　　　　　　咖啡斑

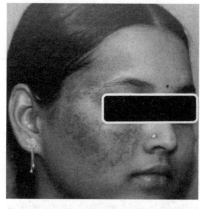
太田痣

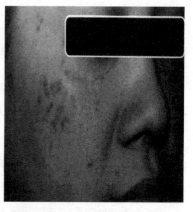
褐青色痣

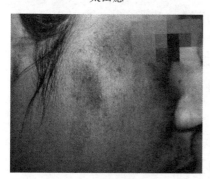
炎症后色沉

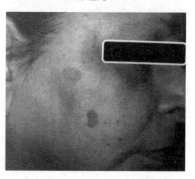
脂溢性角化

图3-22 常见色斑临床表现

1.炎症后色素沉着：常继发于急性或慢性炎症性皮肤病。表现为仅局限于皮肤炎症部位，境界清楚的浅褐色或深褐色色素沉着斑。根据既往有炎症性皮损病史，皮损消退后出现的色素沉着斑可做出诊断。

2.雀斑：好发于青少年时期，表现为面部孤立、散在褐色点状色素沉着斑，主要分布于面颊部和鼻梁部。通常有家族遗传史，斑点从不消退，日晒可促发和加重本病。

3.褐青色痣：好发于中青年女性。临床表现为数个至数十个散在、不融合、直径1~5mm灰青色斑点，对称分布于双侧颧部及颞部。因其色素主要沉积于真皮层，又称为"真皮斑"。RCM下可见表皮基底层色素含量大致正常，而真皮浅中层可见散在树突状黑素细胞。

4.晒斑：因紫外线的照射所致。皮肤经过暴晒发生炎症反应后所遗留的色素沉着斑。晒斑表现为米粒至五分硬币大小淡褐色或深棕色椭圆形斑片。可突起或不突起于皮肤表面。颜色较黄褐斑要深。可发生于面部及前臂外侧、手背等暴露部位。

5.咖啡斑：面部散在界限清楚的咖啡色斑。

6.太田痣：出生时或出生不久即可发生。表现为分布于单侧面部的颧部、颞部甚至眼球巩膜的灰蓝色融合性斑片。RCM下可见表皮基底层色素含量大致正常，真皮中部可见中等数量黑素细胞团块。

7.脂溢性角化：又称为老年斑。常见于老年人面部、手背等日晒部位的淡褐色或深褐色、境界清楚的斑片或斑块。

8.瑞尔黑变病：由于化妆品过敏等炎症性皮肤病史，或长期接触焦油、劣质化妆品等引起的全面部甚至到颈部灰色网状或弥漫性色素沉着斑。常伴毛细血管扩张。RCM下表皮、真皮交界不清，部分基底层色素环消失；真皮浅层可见数量不等的噬色素细胞及单核细胞。

五、黄褐斑的治疗方法

黄褐斑的治疗原则：避免诱发因素、抗炎、抑制血管增生、修复皮肤屏障、减少黑色素生成。

（一）一般治疗

1.注意防晒：紫外线照射被认为是黄褐斑发生及加重的主要

因素之一，紫外线可导致皮肤屏障功能被破坏，导致皮肤炎症，诱发和加重黄褐斑。因此，黄褐斑患者在日常生活中一定要注意做好防晒。外出时除了做好物理防晒（戴遮阳帽、打遮阳伞、戴墨镜等），还需要涂抹防晒剂（建议使用日光防护指数≥30、UVA防晒指数+++的广谱防晒剂，每2h 1次，每次用量约2mg/cm²）。

2.维护皮肤屏障功能：黄褐斑患者存在皮肤屏障受损。避免洗脸时过度揉搓或摩擦面部皮肤；避免使用刺激性强、容易破坏皮肤屏障的产品或化妆品。一些医美和激光治疗可破坏皮肤屏障，需找专业医生规范化诊治。建议使用具有抗敏、保湿作用的医学护肤品，维持和促进皮肤屏障修复，其所含有的透明质酸、神经酰胺、游离脂肪酸、胆固醇等成分具有维持皮肤屏障结构和功能的作用。

3.避免诱发因素：避免日晒，以及使用铅、汞等元素含量超标的劣质化妆品；避免使用光敏药物和导致性激素水平变化的药物。

4.调整生活方式：保证充足的睡眠，劳逸结合；保持良好的心态，避免精神紧张。充足的睡眠和愉快的心情能够预防内分泌系统的紊乱，阻止黄褐斑的发生和发展。在日常饮食中，黄褐斑患者应尽量避免食用辛辣刺激和生冷的食物。需多食用新鲜的水果和蔬菜，因为丰富的维生素和微量元素能够抑制黑色素的形成，淡化色斑。

5.美白类护肤品：含有左旋维C、谷胱甘肽、白藜芦醇、甘草提取物等成分的美白类功效性护肤品可用于黄褐斑的辅助治疗。此外，含有马齿苋、三七、青刺果的美白制剂也能有效地改善黄褐斑症状。

6.治疗相关疾病：积极发现和治疗可能会诱发或加重黄褐斑

的相关慢性疾病。

(二) 药物治疗

1.外用药物

（1）氢醌及其衍生物：是一种酪氨酸酶抑制剂，可以抑制黑色素的产生。常作为治疗黄褐斑的一线外用药物，主要适用于单纯色素型。临床常用浓度2%~5%氢醌霜，浓度越高褪色素效果越强，但对皮肤的刺激性也越大。每晚皮损局部涂抹1次，注意勿涂抹于正常皮肤上，连续治疗4~6周可见明显效果，6~10周达到最佳效果，黄褐斑好转率可达38%~72%。若用药2个月后黄褐斑未见明显改善，应由医生判断是否需要继续使用还是改用其他药物治疗。氢醌的葡萄糖苷衍生物熊果苷和脱氧熊果苷局部使用刺激性比氢醌小。

（2）壬二酸：具有选择性地针对皮肤中活跃的黑素细胞，细胞毒性作用以及抑制酪氨酸酶活性，而对正常的色素细胞没有影响，主要适用于单纯色素型。临床上常用15%~20%壬二酸乳膏局部外用，每日2次，疗程大约6个月。少数患者可出现红斑、烧灼、干燥等局部刺激症状。

（3）维A酸：可减少黑色素的合成以及黑素小体的转运，主要适用于单纯色素型。临床上常用0.05%~0.1%维A酸乳膏或凝胶，每晚皮损局部涂抹1次，疗程大约6个月，可出现皮肤红斑、烧灼、脱屑等局部刺激不良反应。与氢醌乳膏联合使用效果好。

（4）维生素C：铜离子是促进黄褐斑形成的酶辅助因子，外用维生素C能够螯合铜离子。

（5）氨甲环酸：适用于单纯色素型和色素合并血管型。临床上常用2%~5%氨甲环酸乳膏，每日皮损局部外用2次，疗程4周左右。不良反应有红斑、瘙痒、脱屑等局部刺激症状，但程度比氢醌小。联合具有皮肤屏障修复功能的功效性护肤品可减轻局部刺激症状。

（6）烟酰胺：可抑制黑素小体向角质形成细胞转移，从而减少色素沉着。

2.系统用药

（1）氨甲环酸：可竞争性地抑制酪氨酸酶，使黑素合成减少；抑制血管增生，减轻炎症反应。对伴有血管增生的炎症性黄褐斑疗效显著。临床常规用量为250mg/次，每日2次；或500mg/次，每日1次。连续服用药1~2个月后起效，疗程为3~6个月。不良反应较少，主要包括月经量减少、胃肠道反应等。有血栓栓塞、脑卒中、心绞痛病史者禁用。

（2）甘草酸苷：通过抑制炎症因子产生，达到抗炎作用。治疗因皮肤炎症导致的黄褐斑。通常40~80mg/次，静脉滴注，2次/周。1个月后，可改为口服，50mg/次，一日2次。不良反应有血压升高、低钾血症等，极少数患者可出现横纹肌溶解。

（3）维生素C和维生素E：是重要的抗氧化剂，能抑制多巴醌氧化，阻止黑素合成，二者联合服用可增强疗效。临床推荐：口服维生素C 0.2g/次，3次/d；联合口服维生素E 0.1g/次，1次/d。

（4）谷胱甘肽：具有抗氧化作用，通过抑制酪氨酸酶活性，减少黑素生成。治疗黄褐斑时常与维生素C联用。

（5）中成药：红花逍遥丸、气血和胶囊、百消丹等。

（三）物理与化学治疗

1.强脉冲光（IPL）：能够加速含有黑素颗粒的角质形成细胞代谢，同时又能作用于血管中的血红蛋白。可以治疗色素型以及色素伴血管型黄褐斑。适合亚洲人Ⅰ~Ⅲ型皮肤类型，Ⅳ型皮肤易发生炎症后色素沉着，加重黄褐斑。建议使用较低能量640nm、

590nm 波段，具有改善毛细血管扩张和光调作用，有益于修复皮肤屏障。

IPL 对黄褐斑的改善较弱，通常不作为黄褐斑的首选疗法。IPL 术后需要联合使用外用药物维持治疗才能取得较好的疗效；对于活动期皮损，及深肤色患者需谨慎选用 IPL 治疗；治疗时为了避免激惹皮损处黑素细胞，在术前、术中及术后均要进行冷敷及修复。IPL 治疗色素伴血管型黄褐斑疗效较好，但需注意选择适当的波段及能量。

建议 IPL 治疗黄褐斑每次时间间隔为 30～45d，通常 3～5 次为 1 个疗程。不建议单一治疗，常需与外用药物或与其他治疗方法联合使用。

2. Q 开关激光：通过选择性光热作用，破坏靶目标黑素小体，使黑素颗粒被爆破，破碎的黑色颗粒被巨噬细胞吞噬而排出体外，到达去除真皮内黑素颗粒、淡化色斑的作用。

常用设备为波长 1064nm Q 开关 Nd：YAG 激光，通常采用低能量（1.0～3.0J/cm²）、大光斑（6～8mm）、多疗程的方法，这种方法能够只针黑素颗粒进行选择性爆破，最大程度地减少了激光对正常皮肤组织及基底膜的损害，避免出现炎症后色素沉着，加重色斑。治疗每次间隔 2～4 周。治疗的间隔时间过短、次数过多可导致点状色素脱失。

3. 点阵激光：治疗黄褐斑的机制可能是基于激光光束选择性光热作用，促使表皮再生以及真皮胶原纤维合成与重塑，从而可以起到淡斑、改善肤质的作用。根据能否造成表皮汽化及损伤程度，点阵激光分为非剥脱性点阵激光和剥脱性点阵激光。

（1）非剥脱性点阵激光（NAFL）：治疗黄褐斑的机制目前尚不明确，推测可能是由于非剥脱点阵激光光热作用在皮肤形成热凝固带及微热损伤，色素颗粒通过这些损伤通道经过表皮和真皮连接处向外传输，随角质层的代谢而脱落。临床常用治疗黄褐斑的 NAFL 有 1550nm 铒点阵激光、波长 1927nm 铥点阵激光、波长 694nm 红宝石点阵激光等。NAFL 能够用于治疗包括 Fitzpatrick Ⅲ~Ⅵ型皮肤患者。

（2）剥脱性点阵激光（AFL）：包括波长 10 600nm 的点阵 CO_2 激光和波长 2940nm 的 Er：YAG 激光。目前 AFL 治疗黄褐斑的机制仍不清楚，曾有研究对黄褐斑患者进行点阵 CO_2 激光治疗，结果色斑处黑素细胞与黑素颗粒均有减少。推断点阵 CO_2 激光可以通过对黑素细胞造成损伤来达到持久的治疗效果。但这类激光对皮肤损伤较大，容易造成持久性炎症性红斑及炎症后色素沉着，导致原有色斑加重，临床上只能用于 Fitzpatrick Ⅰ~Ⅲ型皮肤，治疗多采用低能量、低密度治疗模式，并且通常与外用美白祛斑药物联合使用。近年来采用点阵 CO_2 激光或点阵铒激光对黄褐斑皮肤进行预处理，随后给予氨甲环酸、左旋维生素 C 等外用药物治疗，可以促进药物透皮吸收，提升治疗效果，已成为研究热点。

总之，治疗黄褐斑时采用非剥脱点阵激光比剥脱性点阵激光疗效好，不良反应少，色斑加深的风险小，但仍需注意能量、密度、治疗周期及总遍数等参数的个体化设置，才能有较为满意的临床效果。

4.皮秒激光：色素爆破能力强，较低的能量密度就能彻底将黑素颗粒粉碎。且选择性光热作用更强，能够造成周围组织更少的损伤。临床常用波长为 1064nm、532nm、755nm 皮秒激光治疗黄褐斑，并采用低能量、高密度、大光斑模式。具有疗效好、安全性高等优点。建议治疗间隔 1~4 周。

5.脉冲染料激光：治疗黄褐斑的原理是基于皮肤新生血管是

黄褐斑发病原因之一。脉冲染料激光可以使新生血管闭塞。

6. LED 光疗：LED 黄光发射的带状光谱被皮肤细胞吸收后产生光化学效应，促进细胞新陈代谢，刺激真皮胶原纤维增生、增强黑素细胞自我吞噬作用、抑制黑素小体的成熟、降低酪氨酸酶活性、减少皮肤黑素形成。同时其非光热作用，不会出现热损伤。

7. 点阵射频技术：通过一定长度的微针刺入表皮，可产生微剥脱的治疗效果，可促进表皮新陈代谢、刺激真皮胶原纤维增生以及黑素颗粒的排出。在治疗黄褐斑的同时也降低了可能发生 PIH 的风险。同时微针刺破皮肤所形成的大量细小孔道也可作为药物经皮给药途径，大大提高了药效。

8. 单极射频：可通过发出高频电磁波升高局部皮肤的温度，促进局部血液循环和细胞代谢，从而加快色素颗粒转运至体外。

9. 超声促渗：因皮肤物理屏障作用，外用药物经过皮肤吸收很少，超声促渗功能可以促进角质层分解，与氨甲环酸、左旋维生素 C 等外用治疗黄褐斑药物联合使用，可增加这些药物的吸收，提高药物疗效。

10. 微针疗法：利用微针刺破皮肤，产生大量皮肤微细通道，可以将药物或其他营养成分通过这些通道输送至皮肤深层以发挥最大的药物作用，同时反复的机械刺激可以促进真皮胶原蛋白的再生，开启皮肤自身修复功能。微针导入氨甲环酸、维生素 C、透明质酸等外用药物治疗黄褐斑具有操作简单、疗效好、安全性高等优点。通常间隔 2~4 周治疗 1 次，5~12 次为 1 个疗程。此外，微针联合激光光电治疗黄褐斑可以取得更好疗效。

11. 化学剥脱术：利用化学物质作用于皮肤表层，通过破坏角质层细胞，激活表皮细胞更新与真皮胶原再生，快速清除表皮的黑素，从而淡化色斑的效果，可用于治疗处于稳定期的表皮型或混合型黄褐斑。临床上常用治疗黄褐斑的化学剥脱剂为乙醇酸、β羟基酸和复合酸，治疗间隔通常为2～4周治疗1次，1个疗程4～6次，第4~6次效果较为明显。不良反应主要是治疗局部可出现刺激症状，出现红肿、脱屑、结痂等，可于数日至4周恢复，术后需注意严格防晒和加强保湿。

（四）中医中药治疗

中医学认为黄褐斑与肝、脾、肾功能失常密切相关。可通过辨证施治给予逍遥散、六味地黄丸、桃红四物汤等中药治疗。还可以选用中药面膜、针灸、拔罐、穴位埋线、中药熏蒸等方法。

（五）黄褐斑分期分型治疗

1.活动期：治疗原则主要是抗炎、舒敏、保湿、恢复皮肤屏障功能。

（1）轻度炎症患者：以修复皮肤屏障功能为主。注意加强防晒，养成良好的日常生活习惯，使用含有保湿、抗炎功能的功效性医用护肤品；可适当给予抗过敏、抗炎药物治疗如氨甲环酸、烟酰胺等外用药物；以局部无刺激为前提，可以外用温和的祛除色素的药物。

（2）中度、重度炎症患者：可在上述治疗基础上，联合口服药物加强抗感染治疗，如：服用氨甲环酸、甘草酸苷、羟氯喹、谷胱甘肽等；可以选用LED黄光治疗、大光斑、低能量的调Q 1064nm Nd：YAG激光或IPL作为辅助治疗。

2.稳定期：在药物治疗基础上联合光、电或化学剥脱术等淡化色素的治疗。

（1）单纯色素型。

①轻度患者：在防晒、保湿的基础上，外用祛除色素药物，如氢醌霜、壬二酸、左旋维生素C、熊果苷等，可联合微针、超

声、点阵射频导入氨甲环酸、谷胱甘肽等药物进行治疗。

②中、重度患者：可在上述治疗基础上，可联合Q开关激光、皮秒激光、非剥脱点阵激光或化学剥脱术等治疗。

（2）色素合并血管型（M+V型）。在药物治疗的基础上，可联合倍频Nd：YAG激光（波长532nm）、脉冲染料激光、强脉冲光等针对色素的同时又可以改善毛细血管增生的激光治疗。

3.维持治疗：选择长期使用温和、舒缓、保湿、修复、对皮肤无刺激的外用药物或医用护肤品，维持和促进皮肤屏障功能的修复。不推荐激光光电作为任何类型黄褐斑的维持治疗。

4.黄褐斑并发其他皮肤疾病时：当黄褐斑合并面部皮炎、痤疮、雀斑等其他皮肤疾病时，在治疗这些皮肤病时需注意保护皮肤屏障功能，尽量采用不刺激黄褐斑加重的治疗方法。

5.黄褐斑激光、光电治疗术后并发症的防治。

（1）防晒：黄褐斑激光术后皮肤屏障功能可出现不同程度损伤，皮肤对紫外线等刺激防御功能下降，此时需注意严格防晒，以防紫外线诱发或加重黄褐斑。

（2）修复皮肤屏障：激光术后对皮肤屏障造成不同程度的损伤，需注意皮肤屏障功能的维护和修复，可采用修复面膜、含有表皮修复因子的喷雾、功效性护肤品等。

（3）补水保湿：可选用包含胶原蛋白、透明质酸等成分在内的保湿、修复产品。

（4）PIH的防治：可外用2%氢醌乳膏、熊果苷、壬二酸乳膏等药物，也可使用射频、超声导入氨甲环酸、谷胱甘肽、左旋维生素C等。可同时外用含EGF的护肤品修护皮肤屏障。

（5）色素脱失的防治：若采用光电治疗黄褐斑过程中出现色素脱失，应暂停光电治疗以及氢醌等易引发色素脱失的制剂。

第九章 白 癜 风

一、白癜风概述

白癜风是一种常见的后天性皮肤色素脱失性疾病。主要临床表现为局限性或泛发性色素脱失斑，通常无自觉症状。好发于面颈和手背等暴露部位，也可以发生在全身各部位。任何性别和年龄均可发病，初发年龄多在10~30岁，男女发病率无明显差异。在我国发病率约占0.093%。该疾病呈慢性病程、治疗困难、严重损毁患者容貌，常常影响患者的心理健康和社交生活。

二、白癜风病因和发病机制

白癜风病因复杂，目前仍存在争议。皮肤黑素细胞消失受遗传、精神、环境、内分泌和自身免疫等多种因素影响。

1.遗传因素：白癜风具有一定的家族遗传倾向，但这种遗传不是绝对的。研究认为白癜风患者基因上有多个致病位点。家族中有白癜风患者，其后代患白癜风的概率可能就要大一些。

2.神经精神因素：长期精神紧张、焦虑等导致机体合成和分泌过多肾上腺素，导致过多的酪氨酸被消耗，黑色素合成减少，容易诱发白癜风。

3.微量元素的因素：黑色素的产生与体内铜、锌、酪氨酸等微量元素的含量有关，如果人体缺乏这些微量元素，会导致黑色素合成减少，从而诱发白癜风。

4.黑素细胞自身破坏：白癜风患者可以在体内产生抗体导致黑素细胞被破坏。

5.日晒：黑色素的合成与分泌与紫外线密切相关。人体皮肤经过暴晒后，大量短波紫外线使表皮黑素细胞功能亢进，导致黑素细胞大量耗损，产生黑色素的能力下降，从而发生白癜风。

6.药物因素：经常或大量服用维生素C、甲状腺素、胱氨酸等抑制黑色素代谢的药物，可能会引发白癜风。

7.内分泌、自身免疫因素：患有糖尿病、甲状腺疾病、斑秃、恶性黑色素瘤等内分泌和自身免疫性疾病患者发生白癜风的概率远远高于正常人（可高达10~15倍）。内分泌或免疫功能紊乱，可以导致人体抗黑素细胞抗体产生，破坏黑色素细胞，诱发白癜风。

8.环境因素：工业和农业环境污染也是近年来白癜风发病率增高的原因之一。

9.皮肤外伤：搔抓、烧伤等皮肤外伤导致局部皮肤微循环被破坏，造成营养成分输送受阻，黑素细胞合成障碍，诱发局部白癜风。

三、白癜风临床表现

白癜风可发生于全身各个部位，尤其好发于颜面部、颈部及手背等暴露部位以及骶尾部、腕部等易受摩擦部位。病损多对称分布，也可沿神经节段呈单侧排列。少数患者可泛发全身。

典型皮损表现为：逐渐增多或扩大的大小不一、形状不规则、乳白色或瓷白色色素脱失斑，皮损数目不等，皮肤表面光滑，边界清楚，白斑边缘色素加深，白斑内部可见散在的毛孔周围色素岛，白斑内毛发可变白。患者通常无任何自觉症状。除皮肤损害外，口唇、生殖器黏膜部位也常受累。见图3-23。

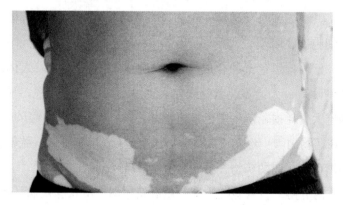

图3-23 白癜风典型皮损表现

该疾病男女均可发生，可开始于任何年龄，15~30岁青年人最常见。病程迁延难愈，通常夏季加重，冬季缓解。

（一）临床分型

根据白斑的部位、形态及范围将白癜风分为4型。

1.非节段型：按皮损分布特征分为散发型、泛发型、面部肢端型和黏膜型。

（1）散发型：白斑散在分布，总面积少于体表面积50%。

（2）泛发型：多由散发型发展而来。白斑分布范围广，总面积大于体表面积50%以上。

（3）面部肢端型：白斑主要分布于面颈部和手指、脚趾，可逐渐发展至其他部位。

（4）黏膜型：白斑主要分布在黏膜部位。

2.节段型：白斑沿一处或多处皮肤神经所支配的区域呈节段性分布，通常为单侧。

3.混合型：患者同时存在节段型和非节段型白斑。

4.未定类型：又称为局限型。局限于某一区域的单片皮损，尚不能确定类型的白癜风。

（二）分类

根据白斑处色素脱失情况分为两类。

1.完全性白斑：白斑处的皮肤黑素细胞完全消失，没有色素再生现象，多巴反应呈阴性，此类白斑药物治疗无效。

2.不完全性白斑：白斑处的皮肤黑素细胞减少或机能减退，有色素再生现象，白斑内可见色素斑点，多巴反应呈阳性，此类白斑药物治疗有效。

（三）分期

1.进展期：近1年出现白斑进行性的数量增多或原有白斑向周围正常皮肤移行，面积逐渐扩大，边界模糊不清。外观正常皮肤经摩擦、外伤等机械性刺激后可继发白癜风皮损，称为同形反应。

2.稳定期：白斑停止发展至少1年以上，表现为边界清楚并有色素沉着的色素脱失斑。

（四）分级

以一个手掌面积约等于1%体表面积为标准，依据白斑的总面积可分为4级。

1.轻度：白斑总面积少于1%体表面积。

2.中度：白斑总面积占体表面积1%～5%。

3.中重度：白斑总面积占体表面积6%～50%。

4.重度：白斑总面积大于50%体表面积。

四、白癜风诊断方法

(一)典型临床表现

获得性大小不一、形状不规则、乳白色或瓷白色、境界清楚的色素脱失斑。

(二)辅助诊断方法

1.伍德灯检查（Wood灯）：是白癜风最常用无创检测手段。

（1）可用于早期白癜风检测，特征性表现为与周边皮肤反差明显的、境界清楚的亮白色荧光。见图3-24。

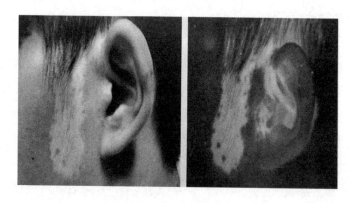

图3-24　白癜风伍德灯皮损表现

（2）可用于白癜风进展期和稳定期评估：在白癜风进展期Wood灯下面积通常大于自然光下肉眼所见面积；稳定期Wood灯下面积通常小于自然光下肉眼所见面积。

（3）可用于鉴定白色糠状、贫血痣等其他色素减退性疾病。

（4）可用于白癜风患者全身皮肤筛查，及时发现肉眼不明显的早期皮损。

2.皮肤镜检测：偏振光皮肤镜有助于早期、不典型白癜风的鉴别诊断。主要特征为：①白斑处色素减退或消失；②毛囊周围

有色素残留；③白斑区域有毛细血管扩张；④白斑边缘区域色素
加深。见图3-25。

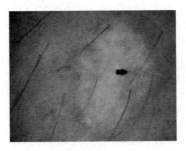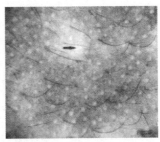

图3-25　白癜风皮肤镜下皮损表现

3.反射式共聚焦显微镜（皮肤CT）：通过皮肤CT图像，可直接观察到白斑处及其周边黑素环密度与亮度变化，为白癜风的诊断与疗效对比提供了客观的影像依据。

皮肤CT显示：白癜风白斑处基底层黑素环密度及亮度表现为不同程度的减少甚至消失。而皮损周边正常皮肤可见圆形或椭圆形明亮的黑素环。见图3-26。

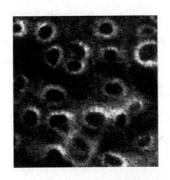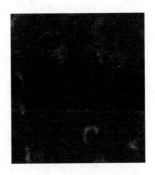

图3-26　白癜风皮损周边正常皮肤黑素环（左）、皮损处黑素环基本消失（右）

4.皮肤组织病理检查：白斑区域基底层黑素细胞和黑素小体部分或完全缺失。

（三）实验室检查

包括甲状腺功能检查和自身抗体检查，排除患者同时患有其他免疫系统疾病，早期治疗。

（四）白癜风进展期和稳定期评判

可依据以下5个方面判定白癜风是处于进展期还是稳定期。

1.根据VIDA积分判定：根据皮损在特定时间内的发展变化情况来进行评分，并算出总积分（VIDA积分）。

VIDA积分=0分为稳定期；VIDA积分>1分为进展期；VIDA积分≥4分，为快速进展期。见表3-7。

表3-7 白癜风分期评判表

近6周内出现	记+4分	快速进展期
近3个月内出现	记+3分	进展期
近6个月内出现	记+2分	进展期
近1年内出现	记+1分	进展期
至少稳定1年	记0分	稳定期

2.根据临床特征判定：如果皮损表现为边缘模糊、灰白色或色素减退斑、纸屑样白斑、有红斑和瘙痒表现的炎性白癜风、三色白癜风（白斑与正常皮肤之间有中间过渡带，中间过渡带肤色比白斑深而比正常皮肤浅）可判定为进展期白癜风。

3.根据同形反应判定：皮肤损伤部位1年内出现白斑，可判定为进展期；若≥1年未出现白斑，则判定为稳定期。

4.根据Wood灯判定：白斑为灰白色且境界不清，Wood灯下白斑面积大于自然光下目测面积，为进展期；若白斑为瓷白色且境界清楚，Wood灯下白斑面积小于自然光下目测面积，为稳定期。

5.借助皮肤CT图像：动态监测黑色素细胞的数目、形态和缺失情况，用来判断进展期和稳定期。

五、白癜风鉴别诊断

白癜风主要与以下色素减退性皮肤病相鉴别：

1.无色素痣。通常在出生时或出生后几个月出现的形状不规则、灰白色、局限性色素减退斑，边缘呈锯齿状，无色素沉着斑。Wood灯下皮损呈现灰白色，没有亮白色的荧光。而白癜风边缘有色素沉着斑，Wood灯下皮损有亮白色的荧光反应。

2.贫血痣。由于先天性皮肤血管发育异常，致血管呈持续性收缩状态，由此而形成的形状不规则、淡白色斑片。摩擦后白斑区域不发红，周围正常皮肤因血管充血而发红；玻片压迫白斑区域与周围正常皮肤呈相同色泽。Wood灯下无亮白色荧光反应。白癜风摩擦后白斑区域发红；玻片压迫白斑区域与周围正常皮肤区别更明显；Wood灯下皮损有亮白色的荧光反应。

3.白色糠疹。主要发生在儿童，表现为面部类圆形或不规则淡白色斑片，表面有少许糠状鳞屑，边界不清。Wood灯下呈灰白色。

4.特发性点状白斑。主要发生在老年人，又称白点病或老年性白斑。表现为散在分布的、米粒至绿豆大、呈圆形或椭圆形瓷白色白斑。白斑表面皮肤纹理消失，可略有凹陷，边缘无色素沉着。

5.花斑癣。由马拉色菌感染所致。多发生于夏季，好发于胸背部。皮损表现为散在或融合成片的类圆形色素减退性，表面有细微鳞屑。真菌镜检和培养阳性。

6.硬化性萎缩性苔藓。表现为羊皮纸样皮肤萎缩性白斑，质地硬且有光泽，好发于躯干部和外阴。可通过组织病理与白癜风相鉴别。

7.进行性斑状色素减退症。多发生在青年人中，表现为躯干部边界不清的、表面无鳞屑的色素减退斑，Wood灯下可见毛囊区点状橙红色荧光。真菌检查为阴性。

8.炎症后色素减退斑。有湿疹、银屑病等原发炎症性皮肤病史，原发皮损炎症消退后遗留的色素减退斑，通常经过一段时间后能自行恢复。

9.马歇尔怀特综合征。好发于四肢，呈对称分布。表现为大理石样多个不规则的淡白斑，患肢抬起时白斑可消退，下垂时又会出现。

10.遗传性对称性肢端色素异常症。对称分布于四肢肢端，可见多发的白斑和色素沉着斑。

11.盘状红斑狼疮。色素脱失斑表面皮肤萎缩，有毛细血管扩张和黏附性鳞屑。

12.色素减退性蕈样肉芽肿。好发于儿童的T细胞淋巴瘤，好发于躯干和四肢近端。容易误诊为白癜风。Wood灯检查无亮白色的荧光，可通过组织病理检查诊断。

六、白癜风治疗方法

治疗目的主要有：控制白斑发展和复发，促进白斑色素恢复。

（一）健康教育

1.防晒保护：注意防晒，避免皮肤长时间受紫外线刺激，以防白癜风发生和发展。

2.饮食方面：营养均衡，少吃刺激、辛辣以及维生素C含量过高的食物（如猕猴桃、番茄、柑橘等）。

3.穿着舒适：衣着要宽松，防止穿着过紧长期压迫皮肤影响局部血液循环，诱发白癜风。

4.生活方式：生活起居规律，避免长期熬夜，避免过度劳累，精神放松，保持愉快的心情。

5.运动方面：适当运动，提高自身免疫功能。

（二）外用药物

1.糖皮质激素：局部外用糖皮质激素是临床一线药物。适用于白斑面积总和小于体表面积3%的进展期白癜风。激素具有免疫抑制和刺激黑素细胞增生作用。通常成人白癜风患者选用强效或超强效激素；儿童和成人面部常选用中效或中强效激素。面部、外阴等柔嫩部位不宜长期使用，连续使用1个月后可用钙调神经磷酸酶抑制剂替代。若连续治疗3~4个月无效，需停用。常用中强效糖皮质激素有卤米松、艾洛松、丙酸氟替卡松等。倍他米松皮损内注射可用于皮损面积较小的进展期和稳定期白癜风，倍他米松1ml混合2%利多卡因1～4ml在白斑皮内进行浸润注射，每月注射1次，每疗程3次。后期根据白斑恢复情况继续注射或停用。

长期使用需注意：皮肤萎缩、局部多毛以及局部感染等不良反应，长期大面积涂抹需注意激素经皮吸收引起糖尿病、高血压、肺部感染等不良反应。

皱褶及柔嫩部位皮肤用1个月后应更换为钙调神经磷酸酶抑制剂，肢端可持续使用。激素避免用于眼周。

2.钙调磷酸酶抑制剂：钙调磷酸酶抑制剂具有免疫抑制作用。对于面部、外阴等不适用长期使用激素的部位，可使用钙调磷酸酶抑制剂（他克莫司软膏或吡美莫司乳膏）。可连续使用3~6个月，可与外用激素联合使用。钙调神经磷酸酶抑制剂可用于白癜风皮损复色后维持用药，可有效预防复发，建议每周2次外用，持续3～6个月。副作用为可引起局部毛囊炎等感染。

3.维生素 D_3 衍生物：可以刺激黑素细胞增殖及黑色素合成。常用药物为卡泊三醇软膏，每日2次外涂。可联合外用糖皮质激素和钙调神经磷酸酶抑制剂，也可联合 NB-UVB、308nm 准分子激光等治疗。

4.外用光敏剂：可以增强酪氨酸酶的活性，促进黑素细胞合成黑色素，常见药物有甲氧沙林、8-甲氧补骨脂素、盐酸氮芥等。通常联合 NB-UVB 治疗。不良反应主要有局部红斑、水疱等。

（三）系统用药

1.糖皮质激素：进展期白癜风患者应尽早系统使用糖皮质激素。成人进展期白癜风可小剂量口服泼尼松（0.3mg/kg，1次/d），连续服用3个月左右，起效后可每隔2~4周递减5mg，至维持剂量为隔日5mg/d，维持治疗3个月后可逐渐停药。若连续服用3个月无明显疗效，需停用激素。或肌内注射复方倍他米松注射液，间隔3~4周注射1次，每次1ml，根据病情可注射4~6次。

2.免疫调节剂：复方甘草酸苷、白芍总苷、匹多莫德、转移因子等具有双向免疫调节剂作用，可用于控制皮损发展。

3.抗氧化剂：维生素E、硒酵母等抗氧化剂可用于白癜风辅助治疗，控制皮损发展。

（四）光电、物理治疗

1.光疗：采用窄谱中波紫外线（NB-UVB）、308nm 准分子激光等能够抑制局部免疫反应以及刺激黑色素生成，可用于治疗局限型或泛发型白癜风。

NB-UVB 每周治疗2~3次，不同部位的初始治疗剂量（最小红斑量 MED）不同，根据照射后红斑持续时间，决定下一次的治疗剂量。每次增加约10%，通常需要治疗20~40次以上才可见明显效果。治疗过程中可出现轻度红斑和瘙痒，可在1周内消退。光疗时需保护眼睛和男性生殖器。

308nm准分子激光治疗通常每周2次，连续治疗24~48次可见明显疗效。

2.CO₂点阵激光：治疗白癜风机制可能为：①点阵激光产生的热效应可以刺激黑素细胞增殖和分泌，使黑色素增加；②点阵激光造成的热损伤在自我修复过程中能够促进局部毛细血管增生，促进黑色素生成；③点阵激光刺激皮损周围正常组织的毛囊根鞘部，促进黑素细胞活化与迁移；CO₂点阵激光可以与NB-UVB、308nm准分子激光以及外用药物联合使用，可起到协同作用。

3.其他物理治疗：微针、局部磨削术。

（五）手术治疗

对于过去1年内白斑无扩大、局部外用药物和光疗疗效不佳的稳定期白癜风，可进行外科手术治疗。包括：自体表皮吸疱移植、自体培养的黑素细胞移植、单株毛囊移植等。副作用包括恢复期长、局部感染、局部肤色不均匀等。通常不作为首选治疗方法。

（六）脱色疗法

对于白斑面积大于95%体表面积，其他复色治疗无效的白癜风患者，可在残存色素区域进行脱色治疗。常用药物为20%氢醌霜，每日2次外用，1~3个月可见效。

（七）遮盖治疗

面颈部、手部等暴露部位白斑可用外用遮盖剂，达到美观和缓解患者精神压力作用。

（八）中医中药治疗

辨病结合辨证。进展期以祛邪为主，疏肝解郁，疏风清热利湿；稳定期以活血化瘀和滋补肝肾为主，根据部位选择相应引经药。

七、白癜风预后

白癜风的治疗效果与患者发病部位、白斑范围、患者年龄、患者自身免疫功能以及早期治疗有关，通常位于面部和躯干面积小、非节段型分布、病程短的患者经过正规治疗后，大多数能够完全恢复或控制病情发展。而黏膜、肢端的白斑疗效较差。

第十章　雄激素性脱发

一、雄激素性脱发概述

正常人的头发数量大约为 10 万根，每根头发的平均寿命为 3 年左右，若每天脱发少于 100 根，属于正常的生理现象。若头发出现过多的脱落，需考虑病理性脱发，应早期及时干预、治疗。其中最常见的病理性脱发是雄激素性脱发。

雄激素性脱发（简称 AGA 或雄秃）又称为脂溢性脱发，是与遗传和雄激素相关、多发生在青春期及青春期后、以毛发进行性减少为典型表现的一种最常见的脱发疾病。有研究显示，在中国，男性雄激素性脱发的患病率高达 21.3%，女性发病率约为 6%。该病病程长，可持续数十年，对患者的容貌和社交造成很大的不良影响。

二、雄激素性脱发发病原因

（一）主要病因

1.遗传：目前认为激素性脱发是一种与多基因相关的遗传性疾病，53.3%~63.9% 的患者有明确的家族史。有雄激素性秃发病史的患者，其子女发病的可能性较大，且父系遗传明显高于母系遗传。

2.雄激素水平：雄激素是人体内重要的性激素。男性体内雄激素主要是睾丸分泌的睾酮，主要功能是维持男性第二性征和促进精子形成；女性体内雄激素主要是来源于肾上腺皮质的合成和卵巢少量分泌的雄烯二醇，其可被代谢为睾酮和二氢睾酮，主要功能是维持正常激素代谢。虽然雄激素是雄秃发病的关键因素，但雄秃患者血循环中的雄激素水平几乎都维持在正常的水平。研究表明，雄秃患者易感毛囊细胞内有特定的Ⅱ型5α还原酶，可将外周血中循环至该区域的睾酮转化为5α-二氢睾酮（DHT），DHT与毛囊细胞上的雄激素受体结合，使毛发生长周期缩短、休止期延长、毛囊逐渐萎缩，且处于生长期的毛发逐渐变细。如果不及时干预，在经历几个生长周期后，毛发逐渐脱落，引起秃发。见图3-27。

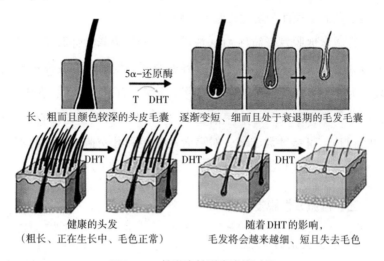

图3-27 雄激素性脱发发展过程

（二）相关因素

1.精神因素：压力过大、精神紧张、焦虑等不良情绪可导致雄激素水平升高,引发脱发。

2.不良的饮食习惯:长期低蛋白和热量不足的饮食也可能会加重雄激素性脱发。

3.不良的作息习惯:长期熬夜、不规律的生活等可导致雄激素水平升高,是诱发或加重本病的重要因素。

4.头皮局部的炎症和微循环障碍:雄激素脱发患者脱发区域血流比正常区域少2.6倍,且容易合并脂溢性皮炎、毛囊炎等真菌和细菌感染,这些头皮局部的炎症和微循环障碍均可加速头发脱落。

三、雄激素性脱发临床表现

根据临床表现,雄激素性脱发分为男性型和女性型。

(一)男性AGA

主要表现为前额、两侧额角和/或两侧鬓角部位因毛发逐渐变细、脱落,导致发际线向后移位形成"M"字型高额头;或头顶部位进行性毛发减少,最终导致头皮显露形成典型的"地中海"型。最终额部和头顶部的头发完全脱落,仅剩下枕后和头部两侧的头发,呈现为"C"型、"U"型或"马蹄形"。脱发区皮肤无萎缩,可见稀疏纤细的毳毛。常常伴有头皮油腻、油脂分泌增多、头屑增多、头皮炎症、瘙痒等症状。

(二)女性AGA

较男性出现较晚、症状较轻、发展也较慢。

主要表现为头顶部与前额发际线之间头发弥漫性稀疏,呈现中间宽、两头窄或者前宽、后窄样形状。通常不累及颞额部。也可伴有头皮油脂分泌增多、头皮炎症、头屑增多等症状。脱发的进程一般缓慢,脱发程度因人而异,极少发生顶部全秃。部分女性 AGA 患者可伴有痤疮、多毛、月经不调等症状，需做相关检查，排除伴有多囊卵巢综合征或其他内分泌疾病。

三、雄激素性脱发严重程度分级

通过雄激素性脱发分级可判断脱发的严重程度，分级标准可分为男性、女性以及男女均可使用的判断标准。

（一）男性雄激素性脱发分级标准

目前在国际上男性雄激素性脱发分级常采用汉密尔顿分型法（Norwood-Hamilton），依据脱发严重程度分为7级12型。分类标准如表3-8及图3-28所示：

表3-8　汉密尔顿分型法

1级	前额发际线正常或仅有轻度后移
2级	额颞部的发际线呈三角形对称后移，距外耳道连线处2cm左右
3级	额颞际后退较2级更为明显，距外耳道连线处超过2cm；3级变异型以老年人部发最为多见，头顶全秃伴额颞部后退，严重程度不超过3级
4级	头顶部脱发伴额中部发际线后移
5级	前额部弥漫性脱发或秃顶，毛发密度降低
6级	出现马蹄形脱发，侧面和后面脱发区增加
7级	除马蹄形脱发外，耳周和枕部均出现脱发，7级脱发是较严重的脱发

1~5级毛囊并没有完全萎缩，属于轻、中度脱发，若及时给予有效的治疗，可在一定程度上得以恢复，使脱落的毛发再生。6级以上毛囊大部分已经萎缩，属于重度脱发，治疗效果通常较差，毛发再生比较困难。

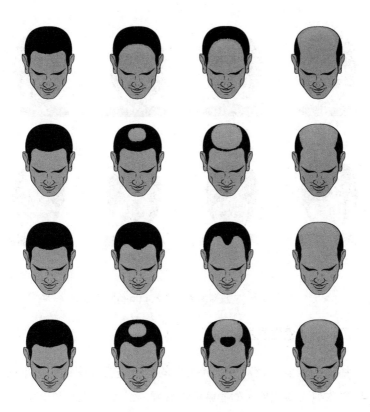

图3-28　男性雄激素性脱发汉密尔顿分型法

（二）女性雄激素性脱发分级标准

女性雄激素性脱发严重程度的判断通常应用Ludwig三级分类法：

Ⅰ级（轻度脱发）：表现为头顶部毛发稀疏，前额发际线完整。

Ⅱ级（中度脱发）：头顶冠状区毛发更加稀疏，可见明显显露的头皮。

Ⅲ级（重度脱发）：头顶部头发几乎完全脱落，头皮完全裸露，但前额发际线仍保持完整。见图3-29。

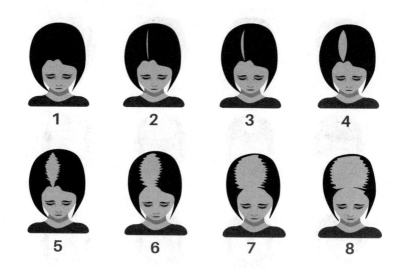

图3-29 女性雄激素性脱发Ludwig分类法

四、雄激素性脱发诊断

通过询问病史及对头发和头皮的检查进行临床诊断，雄激素性脱发为典型模式分布的非瘢痕性脱发。

（一）病史

雄激素性脱发发展比较缓慢（数年甚至数十年），进行性额部、顶部头发减少，没有明显的相关症状。患者常有家族史。

（二）头皮和毛发检查

1.头发检查：包括检查头发分布、密度、直径等。AGA的头皮通常是正常的。

2.头皮检查：包括头皮是否有瘢痕、萎缩、炎症等。

3.拉发试验：患者5d内不洗头发，用拇指和食指轻拉患者一束头发（含有50~60根毛发），计算拔下来的毛发数量，多于6根或多于10%的毛发为拉发试验阳性，表示存在活动性脱发；少于6

根或少于10%的毛发则为阴性，表示为正常脱发。AGA患者拉发试验通常为阴性。

4.毛发显微像：使用显微镜检查拔下来的毛发的毛干和毛根形态。根据形态可以判断毛发所处的周期。生长期毛发的发根不规则，常附带少量毛母质和内毛根鞘的组织；而休止期脱发为杵状发。此方法主要通过鉴定处于不同周期脱落的毛发来鉴别脱发疾病。

5.毛发镜、皮肤镜检查：毛发镜和皮肤镜是一种无创的显微诊断方法，可作为诊断AGA的有效工具。通过观察毛囊开口、头皮结构、头皮毛细血管形态与直径、毛干和发根形态鉴定不同类型的脱发疾病。AGA镜下特征为毛囊单位中毛发数目减少、毛干粗细不一、毛干直径差异性（HDD）>20%、毳毛增多、毛囊口周围可见略凹陷的褐色晕（毛囊周征）、色素沉着和黄色斑点。见图3-30。

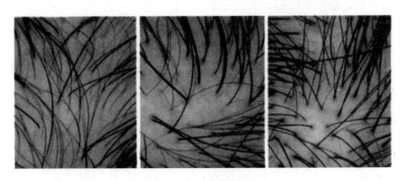

显示AGA中HDD增加，毳毛增多，毛囊周色素沉着和黄色斑点

图3-30　毛发镜检查（×50）

6.毛发摄像图（PTG）：一种非创伤性毛发检测技术，在划定的区域拍摄一组清晰的特写照片，通过观察毛囊密度和毛干粗细来评估毛发生长状况。

7.洗发试验：患者停止洗头5d，冲洗头皮，计算出脱落的生长终末期毛发总数和休止期毳毛百分比来区分AGA与休止期脱发。

8.头皮活检：诊断AGA通常不需要进行组织病理学检查，因其为创伤性技术，仅用在不能确诊的罕见病例中。

9.全头照相：常用于脱发患者的随访和治疗效果评估。通过立体成像设备针对患者头顶部、额部、面中部、颞部四个特定视角拍摄出标准化图像评估头发生长状况。因为全头部的毛发可以按照一种标准化模式来评估，故全头照相被认为是评估头发生长的最有效方法。

10.实验室检查：对于女性AGA患者，可进行性激素、甲状腺功能及铁蛋白检查，排除因贫血和甲状腺疾病所引起的脱发。45岁以上的男性患者在开始服用非那雄胺之前，应检测前列腺特异抗原。

五、雄激素性脱发鉴别诊断

（一）发际线成熟

男性成年初期由于雄激素作用，发际线前缘较童年时代略有后退是正常现象，最多后退2cm。而雄激素性脱发中发际线前缘后退呈进行性的后退，头顶毛发也逐渐减少。

（二）斑秃

常表现为突然发生的圆形脱发区。当额部和头顶部发生较大面积的斑秃时容易与雄激素性脱发混淆，雄激素性脱发进程缓慢，呈现进行性的毛发减少，而斑秃的脱发发展较快。拉发试验雄激素性脱发患者通常为阴性，而斑秃的活动期可为阳性。斑秃典型的皮肤镜征象是黄点征、黑点征、断发和感叹号发。此外，头皮活检有助于区分二者。见图3-31。

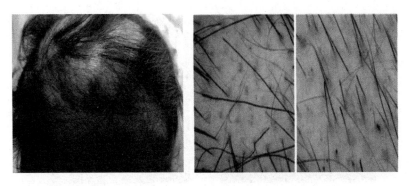

图3-31 斑秃的典型征象毛发镜检查（×50）

（三）瘢痕性脱发

脱发区头皮没有毛囊口与毳毛。必要时可做头皮活检区分。见图3-32。

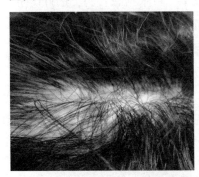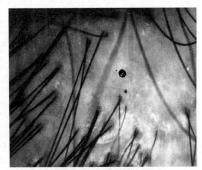

图3-32 瘢痕性脱发典型征象毛发镜检查（×50）

（四）牵引性脱发

长期或重复性拉扯头发所造成的脱发。脱发的区域与牵拉的部位一致。见图3-33。

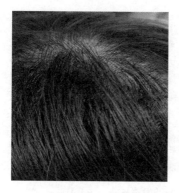
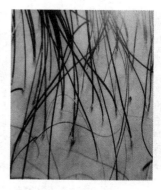

图3-33　牵引性脱发临床表现毛发镜检查（×50）

（五）拔毛癖

由于精神焦虑、紧张等因素，反复长期拉扯头发所致脱发区。可见异形的脱发区和长度不同的发干。可根据患者病史进行诊断。必要时可做头皮活检。典型皮肤镜下表现为黑点征、断发、分裂和卷曲的毛干残端、无毛干的毛囊开口，因拔发造成的头皮损伤、抓痕、血痂和出血点等。见图3-34。

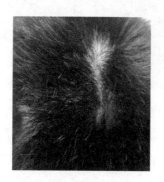
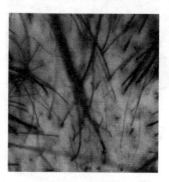

图3-34　拔毛癖临床表现毛发镜检查（×50）

（六）休止期脱发

因营养不良、内分泌疾患、药物等所致的休止期脱发，主要表现为弥漫性脱发。毛干粗细较均一、毛干直径差异性（HDD）<20%。拉发试验可为阳性，毛发镜下可见存在无毛干的毛囊开口、

大量上细下粗、上浅下深的锥形短新生毛发、直径变细的毛干比例小于20%。见图3-35。

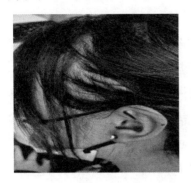
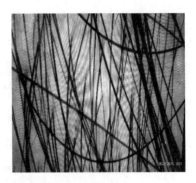

图3-35 休止期脱发临床表现毛发镜检查（×50）

（七）梅毒脱发

多发性面积较小脱发斑，类似斑秃。毛发镜下可见黄点征、黑点征和断发，但无感叹号发。梅毒弥漫性脱发呈现面积较大脱发区，毛发稀疏，脱发区皮肤可见充血性红斑浸润。可通过血清学化验鉴别。见图3-36。

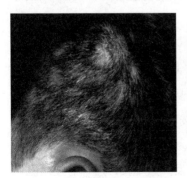
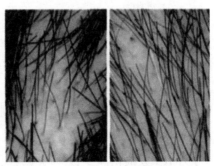

图3-36 梅毒脱发临床表现毛发镜检查（×50）

六、雄激素性脱发治疗

（一）健康教育

1.良好的生活习惯：保持心情愉快，戒骄戒躁；生活起居规律，不熬夜；工作张弛有度，避免过度劳累。

2.饮食方面：不偏食，营养均衡饮食，多吃富含维生素和富含铁元素的食物（如蔬菜、水果、豆类、蛋类等）。不吸烟，不饮酒。尽量少吃油腻、辛辣、刺激性食物。

3.注意保养头发：洗头不要过于频繁，尽量减少洗发液的使用次数；尽量不烫发、染发，烫染头发1年最多不要超过2次。

4.出现头发脱落数量异常增多时，需尽早到医院就医，正确诊断脱发原因，及时治疗干预，以防病情被耽误，后期治疗困难。

（二）药物治疗

因为AGA是一个渐进式加重直至秃发的过程，需要强调早期和长期药物治疗，通常治疗越早，疗效就会越好。

1.系统用药

（1）非那雄胺：仅用于男性AGA患者。非那雄胺可通过特异性抑制Ⅱ型5α还原酶，抑制睾酮还原为DHT，降低血循环和头皮中DHT浓度，减少对毛囊的破坏，从而使萎缩的毛发恢复生长。大量研究证实每日口服1mg非那雄胺可使血清和头皮中的DHT降低约70%。治疗男性AGA推荐剂量为1mg/d，1次/d，一般在服药3个月后头发脱落减少，6~9个月头发开始生长，通常需连续服用1~2年可达到较好疗效（用药1年后有效率达65%~90%）。顶枕部脱发者疗效优于前额部脱发。推荐至少服用1年以上，如服用1年后仍无明显疗效，则建议停药。后期需维持疗效的患者，则要进行数年甚至数十年的维持治疗。该药耐受性较好，不良反应发生率较低且症状轻微。个别服药患者可出现性功能受损（如性欲减退、射精量减少、勃起功能障碍等）、睾丸疼痛、男性乳房触痛和肿大等不良反应，多数在服药过程中逐渐消失。

（2）度那雄胺：抑制睾酮转化为DHT，与非那雄胺治疗AGA的机制相似。度那雄胺疗效优于非那雄胺，建议0.5mg/d，口服。其副作用和非那雄胺相似。

（3）螺内酯：仅适用于部分女性AGA患者。其可通过减少肾上腺产生睾酮，并对DHT和雄激素受体结合有轻微的抑制作用。螺内酯女性AGA推荐剂量为40～200mg/d，建议疗程至少1年，能使部分患者的脱发症状得到一定改善。不良反应主要有：乳房胀痛、月经紊乱、性欲降低。治疗中需注意检测血钾浓度。

（4）环丙孕酮：具有较强的抗雄激素功能，用于治疗并发严重痤疮和多毛的女性AGA患者。常用药物是达英-35，每日1片，月经周期第5~24d服用。注意肝肾功能不全者及未成年人忌用。主要不良反应为性欲降低、体重增加等。

2.外用药物

（1）米诺地尔：最常用的促进毛发生长外用药物，男女均可使用。具体机制不明，其能够通过刺激真皮毛乳头细胞表达血管内皮生长因子，达到扩张头皮微血管，改善头皮微循环，从而促进毛发生长。临床上有2%和5%两种浓度米诺地尔溶液，推荐男性使用5%浓度，女性使用2%浓度，通常每次用量1ml，2次/d，涂抹于脱发区域头皮。平均起效时间约为12周，持续使用6个月后观察治疗效果，6~9个月有效率可达50%～85%。在治疗前8周会出现休止期脱发，继续使用脱发症状会逐渐消失。用药时间推荐半年至1年以上，轻中度AGA患者疗效较好，有效率可达50%~85%。后期需较长时间的维持治疗，才能维持疗效。常见不良反应有局部接触性皮炎和毛发增多。毛发增多现象在1年后可以减轻或消退，停药1~6个月后增多的毛发可完全消退。若局部出现反复瘙痒和皮肤发红的过敏症状时，可改用不含丙二醇的米诺地尔溶液。

（2）天然植物提取物：含有何首乌、生姜、姜黄、侧柏等天然植物提取物，被广泛运用于防脱生发产品中，起到防脱生发作用。

（三）激光、物理治疗

除了药物治疗外，激光治疗也可以改善脱发，其具有微创性、修复期短、不良反应轻等优势，已成为治疗脱发的辅助方法。

1.低能量激光（LLLT）：一种低功率半导体激光疗法。作用机制尚不明确，推断通过低能量激光照射毛囊时，可以通过局部热效应促进毛囊周围血管扩张，改善局部血液循环，上调部分生长因子、细胞因子等改善毛囊生长微环境，减轻毛囊炎症反应，同时促进毛囊细胞增殖、分化与迁移，加速毛囊细胞新陈代谢，刺激毛囊从休止期重新进入生长期，从而促进毛发生长。目前常用650nm、655nm和678nm波长LLLT设备，梳子型和头盔型LLLT设备，治疗效果与设备型无关。通常建议照射一次时间为15～30min，隔日照射1次，需连续治疗3个月以上才可见效。有研究发现低治疗频率（<60min/周）比高治疗频率（>60min/周）更有效。与非那雄胺等药物治疗联合疗效明显优于单一治疗。

不良反应主要有照射局部发红、瘙痒、干燥等，但随着治疗次数增加可逐渐好转。

2.点阵激光：用高能量激光在头皮上打出大量均匀分布的微细孔道，通过热效应、热剥脱、热凝固三个功能激发一系列的皮肤生化反应，刺激皮肤完成自我修复过程，同时激光打出大量的头皮微孔突破皮肤屏障，能够辅助药物的透皮吸收。点阵激光治疗脱发有三大主要功效：①加速头皮的血液循环，为毛囊及时输送氧气和营养物质，防止毛发脱落。②油脂分泌过多是导致脱发的一个重要因素，点阵激光能够疏通皮脂腺导管，减少头皮油脂分泌。③激活毛囊干细胞，使处于休止期的毛发重新进入生长期，促进毛发的再生。

常用点阵激光主要有非剥脱性点阵激光（主要包括1550nm铒激光及1927nm铥激光）与剥脱性点阵激光（主要包括2940nm铒激光和10 600nm CO_2激光。

非剥脱性点阵激光具有皮肤损伤小、恢复期短等优点，但疗效较弱。剥脱性点阵激光疗效较好，但损伤大、穿透深、恢复期长，容易引起激光后色素沉着，所以要注意能量参数的调控。点阵激光联合生长因子溶液、PRP、米诺地尔溶液治疗雄激素性脱发疗效优于单一治疗。激光治疗不良反应主要有红斑、刺痛、瘙痒等，修复期过后可自然消退。

3.微针治疗：利用微针对皮肤造成损伤后，在激发伤口自我愈合过程中，增加了生长因子的释放，激活毛囊干细胞，促进毛囊细胞周围的血液循环，减少毛发脱落，促进毛发再生。微针联合米诺地尔等局部药物治疗，可促进药物穿过皮肤屏障，增强药物疗效。微针治疗的副作用主要是局部红斑、疼痛、出血和感染。微针长度通常为0.5～2.5mm。

（四）A型肉毒毒素局部注射

在脱发局部注射A型肉毒毒素可以放松局部肌肉，改善头皮的血液循环，促进局部毛囊供氧及营养物质的输送等。起效相对较快，患者依从性好。同时能够明显改善头皮油腻、瘙痒以及头屑增多的症状。

（五）注射自体富血小板血浆疗法

将自体血液离心后提取出血小板浓缩物（PRP），激活的PRP释放大量的生长因子，能促进真皮乳头细胞的增殖，改善毛囊微环境，延长毛囊周期，促进毛囊生长。治疗方法是在脱发区域将PRP注射至头皮的真皮层，治疗间隔为1月注射1次，3~6次可见较好疗效。常见不良反应是注射部位轻微疼痛。

（六）干细胞疗法

虽然未获得FDA批准用于脱发的治疗，但是近几年已成为治疗脱发新热点。脂肪来源干细胞（ADSCs）能够调节毛囊周期、抗雄激素，促进毛发生长。

（七）毛发移植

适应证主要为4级以下的AGA，提取后枕部或双颞区毛囊，移植于脱发的部位。是治疗AGA安全有效的手术治疗方式。通常术后2~4周毛发开始脱落，2个月左右明显脱落，4~6个月毛发重新长出。因此，术后6~9个月才可看到明显效果。毛发移植后需继续药物治疗，防止秃发区域非移植毛发继续脱落。

（八）中医药治疗

包括中医辨证论治、中药外治法、针灸疗法等。

七、中国雄激素性秃发诊疗指南

按照BASP分型，将AGA的严重程度分为三级，早期、联合、长期坚持治疗。

（一）轻度和中度AGA

首选药物治疗。男性口服非那雄胺+外用5%米诺地尔；女性口服螺内酯或环丙孕酮+2%米诺地尔。

（二）中、重度AGA

首选药物治疗。治疗1年以后评价疗效，若治疗效果明显则继续药物治疗，若疗效不佳则考虑联合毛发移植。见表3-9。

表3-9 中国雄激素性脱发诊疗指南

药物名称	适用人群	用法用量	效果	不良反应
非那雄胺	男性	1mg/d，口服	3个月毛发脱落减少，6~9个月毛发开始生长，用药一年有效率65%~90%	一般耐受良好，个别发生性欲减退、阳痿、射精减少等
螺内酯	女性	40~200mg/d，口服	3个月毛发脱落减少，6~9个月毛发开始生长，用药一年有效率65%~90%	主要不良反应为月经紊乱、性欲降低、乳房胀痛
环丙孕酮	女性	月经来潮1~5d服用，1片/d，口服，连续服用21d，停药7d	目前无准确数据	主要不良反应为性欲降低、体重增加
米诺地尔	男女均可	男性5%浓度，女性2%浓度，1~1.5ml/次，2次/d，外用	平均起效时间为12周，有效率可达50%~85%	常见不良反应为接触性皮炎和多毛

第十一章 斑　　秃

一、斑秃概述

斑秃（AA）俗称"鬼剃头"，是一种发病率仅次于雄激素性脱发的第二大常见炎症性非瘢痕性脱发。本病好发于中青年人，其他年龄也可以发生，性别差异不明显。据流行病学调查，我国斑秃的患病率为 0.27%，大多数发生于 30 岁以下年轻人，只有少数（约 20%）发生在 40 岁以上。本病属于自身免疫性疾病。主要临床表现为突然发生的单个或数个圆形的、边界清楚的脱发区，患者局部皮肤正常，基本没有任何自觉症状。轻症患者多数能够自愈，但也可以反复发作，迁延数年甚至数十年。少数严重患者可导致头发全部脱落，甚至累及眉毛、腋毛、汗毛等全身体毛。因本病发生于头面部暴露部位，严重影响患者美观，可对患者造成精神和心理压力，产生容貌焦虑，甚至影响患者的生活质量。

二、斑秃病因和发病机制

目前认为斑秃是毛囊特异性自身免疫性疾病，其发生与遗传、环境等多种因素有关。但具体病因目前尚未完全明确。

1.遗传因素：AA 受遗传因素的影响很大，约 1/3 的 AA 患者有家族遗传史，同卵双生子患病率更高可高达55%。已发现包括HLA、IL-2/IL-21、ULBP1等多个基因位点与AA发生有关。因此，有斑秃家族病史的人，其后代发生斑秃的概率很大。

2.免疫相关性疾病：患者本身特应性体质可能与AA的发生、发展有关。患有特异性皮炎、过敏性鼻炎、白癜风、红斑狼疮等自身免疫性疾病的患者，由于免疫功能异常，常伴发斑秃。

3.感染和局部创伤：可引起肿瘤坏死因子（TNF）-α、干扰素（IFN）-γ等前炎症细胞因子释放，导致毛囊自身抗原暴露出来，CD8+T等免疫细胞识别这些自身抗原，发生免疫反应，毛囊上皮细胞被破坏，导致斑秃的发生。

4.内分泌异常：甲状腺功能亢进患者容易发生斑秃；女性产后因为雌激素分泌减少可出现斑秃。

5.精神因素：精神因素也是较重要的发病原因。精神紧张、心情焦虑、惊恐、悲痛等不良情绪都会造成内分泌系统以及免疫系统的紊乱，可能诱发斑秃。

6.头皮血液不畅通：头皮血运不畅通，导致头发营养供应不足，严重者可发生斑秃。

7.高热：持续高热可损伤发根组织，导致斑秃。

8.毒副作用：环境污染、频繁烫染或摄入有害物质，会损伤患者表皮神经及免疫系统，导致斑秃的发生。

9.营养不良：头发缺乏营养，严重者可引起头发脱落，发生斑秃现象。

10.不明原因：大部分患者找不到确切的病因和诱因。

三、斑秃的临床表现

（一）典型的临床表现

主要发生于头发。突然出现单发或多发的圆形或椭圆形脱发区。脱发区边界清楚、直径为1~2cm甚至更大。局部头皮基本正常（头皮光滑、无萎缩以及无红斑、脱屑等炎性反应），患者无明显自觉症状，或者仅有轻度头皮瘙痒或紧绷感。除了头发以外，其他部位的毛发（眉毛、胡须、腋毛、阴毛等）也可以累及。部分患者可有甲纵嵴、甲板点状凹陷、甲板白色斑点等指（趾）甲营养不良表现。少数患者可伴有自身免疫性疾病，如甲状腺功能亢进、红斑狼疮、白癜风等。见图3-37。

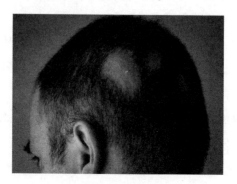

图3-37　斑秃临床表现

（二）病情分期

根据病情的进展情况将AA分为3期。

1.进展期：脱发区数量增多或/和面积在扩大，脱发区边缘头发不牢固，很容易拔出来，提示拉发试验呈阳性。

2.稳定期：3~4个月后大多数局限性AA患者进入恢复期。此时脱发区数量和面积不再扩大，拉发试验为阴性。

3.恢复期：脱发区开始长出新生毛发，最初的毛发是细软色浅的细发，逐渐增粗、变硬、颜色加深，最后转变为正常毛发。

（三）分型

临床上 AA 分为多个类型。

1.斑片型：单个或者多个圆形或椭圆形脱发区，脱发区面积较小，边界也比较清晰，此类型 AA 容易恢复。

2.网状型：多个密集分布的脱发区融合呈网状外观。

3.匍行型：主要发生于发际线部位，脱发区匍行发展。此类型 AA 治疗效果较差。

4.中央型：脱发区主要发生于头顶中央部位。

5.弥漫型：全头的头发均可脱落，但尚未形成全秃，还存留一些正常毛发。该类型的形成通常是因为旧发未完全脱落，新发已经长出。多呈急性经过，此类型较容易恢复。

6.全秃：所有头发全部脱光。

7.普秃：除了头发完全脱落以外，全身所有毛发包括体毛均有脱落。

病情严重程度评估：依据美国斑秃评估指南推荐的 SALT 方法进行严重程度评估。评估指标有三个：

（1）脱发面积占整个头皮面积的比例（S）：S_0 为无脱落；S_1 为 <25%；S_2 为 25%~49%；S_3 为 50%~74%；S_4 为 75%~99%；S_5 为 100%。

（2）头发以外的体毛脱落程度（B）：B_0 为无脱落；B_1 为部分脱落；B_2 为全部脱落。

（3）指趾甲受累情况（N）：N_0 为受累；N_1 为部分受累；N_2 为全部受累。

四、斑秃的诊断标准

根据斑秃的临床表现（无自觉症状的斑片状脱发区、局部头皮正常）结合拉发试验及皮肤镜检查较易诊断。

（一）拉发试验

患者5d内不洗头发，用拇指和食指轻拉患者一束头发（含有50~60根毛发），计算拔下来的毛发数量，多于6根或多于10%的毛发为拉发试验阳性，表示存在活动性脱发；少于6根或少于10%的毛发则为阴性，表示为正常脱发。进展期AA拉发试验多为阳性，脱落的头发根部外观为杵状或锥形。

（二）皮肤镜检查

可用于AA的诊断、鉴别诊断、病期判定及治疗效果的评判。AA的皮肤镜下表现主要有：脱发区域皮肤光滑，毛囊开口正常；可见断发、感叹号发（AA特异性皮肤镜表现）、黑点征和黄点征。大量黄点征常提示AA在稳定期；大量黑点征、感叹号发常提示在活动期。见图3-38。

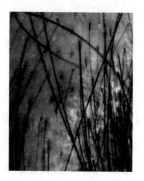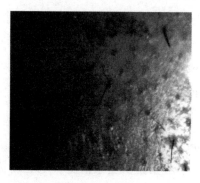

图3-38　斑秃脱发典型的皮肤镜征象（×50）

（三）组织病理检查

进展期主要表现为毛球部周围以淋巴细胞为主的炎性细胞浸润；大部分毛囊处于退行期和休止期，生长期毛囊较少，可见微小化生长期毛囊。

（四）实验室检查

1.甲状腺功能和甲状腺自身抗体检查：排除是否伴有甲状腺疾病。

2.抗核抗体：排除伴有自身免疫性疾病。

3.真菌镜检：与头癣相鉴别。

4.梅毒螺旋体抗体检测：与梅毒性脱发相鉴别。

五、斑秃的鉴别诊断

（一）假性斑秃

因为头皮扁平苔藓、秃发性毛囊炎、头皮红斑狼疮、头皮的物理或化学性损伤引起的局限性永久性的秃发。主要表现为单发或多发的、圆形或不规则形的脱发区。与斑秃外观有些类似，但是假性斑秃脱发区域的头皮出现萎缩变薄，甚至形成瘢痕，毛囊萎缩、结构消失，毛囊被彻底破坏，毛发不能再生。而斑秃脱发区皮肤正常，可见正常的毛囊口，毛发可以再生。

（二）雄激素性脱发

需要与弥漫性AA鉴别的是雄激素性脱发。本病可有家族史，脱发区主要在额部及头顶部，病程发展缓慢，拉发试验常为阴性，头皮可见油腻、发红、脱屑等症状。皮肤镜表现为毛囊单位中毛发数目减少、毛干粗细不一、毛干直径差异性（HDD）>20%、毳毛增多、毛囊口周围可见略凹陷的褐色晕（毛囊周征）、色素沉着和黄色斑点。无断发和黑点征，也无感叹号发。

（三）生长期脱发

主要由于药物引起的弥漫性脱发，可与急性弥漫性 AA 鉴别。皮肤镜下无断发和感叹号发。

（四）休止期脱发

因内分泌疾病、营养不良、精神因素等导致的脱发，表现为弥漫性脱发，拉发试验可为阳性，皮肤镜下观察通常无断发、黑点征及斑秃特征性的感叹号发。

（五）头癣

好发于儿童，斑片状脱发区可见大量断发，头皮有红斑，并附有鳞屑和痂皮，真菌培养和镜检可明确诊断，可在断发中找到真菌。

（六）拔毛癣

多见于有拔毛行为的儿童。常表现为形状不规则的斑片状脱发区，边缘不整，脱发区可见大量牢固的、长短不一、粗细一致的断发。皮肤镜下可见断端卷曲或分叉、长短不一、粗细均匀的断发。

（七）梅毒性脱发

可见多发性、散在分布、虫蚀样、面积较小的脱发斑。血清梅毒特异性抗体检测为阳性。可伴有其他二期梅毒皮肤表现。

（八）先天性秃发

需与儿童 AA 相鉴别。先天性秃发通常出生时或生后不久发病，可表现为毛发稀疏或无毛发生长，除了头发以外，全身毛发均可受累。毛干可呈念珠状或羊毛状。部分患儿可合并外胚叶发育异常表现。而儿童 AA 出生时毛发正常，在儿童时期可反复出现斑状脱发，脱落的毛发通常可以再生。

六、斑秃的预后

AA 的病程与预后因人而异，有研究表明：成人轻度 AA 患者（头皮 AA 面积<25%），约 68% 可自愈或经治疗后痊愈；少部分患者进入缓解与复发交替状态，还有一小部分患者脱发持续加重，逐渐发展为全秃甚至普秃。中度 AA 患者（头皮 AA 面积占 25%~50%），32% 可以恢复；重度 AA 患者（头皮 AA 面积>50%），仅有 8% 可以恢复。

容易反复发作与预后不佳的 AA 患者主要有以下几种：发病年龄较小，儿童期发病患者预后不良；病程较长，通常病程>2 年患者预后差；脱发面积大的 AA 患者；病情反复迁延难愈 AA 患者；脱发类型为匍行型 AA 患者；伴有内分泌或自身免疫性疾病 AA 患者。

七、斑秃的治疗方法

治疗目的：早期根据患者病情提供个性化治疗，积极控制病情发展、预防和减少复发、促使毛发再生。

（一）一般治疗

1.良好的生活习惯：减轻心理压力，避免精神紧张；保证充足的睡眠，避免熬夜；劳逸结合，避免过度劳累。

2.饮食方面：注意合理膳食，营养均衡。多吃富含 B 族维生素和矿物质的水果、蔬菜和谷物。尽量少吃辛辣刺激性食物。

3.适当参加体育锻炼，提高免疫力。

4.积极治疗甲状腺疾病、自身免疫性疾病、炎症等原发病，去除诱发因素。

5.注意头发护理，尽量使用天然无刺激性的洗发剂，不用碱性强的洗发用品，尽量减少烫染头发；可适度头皮按摩，有助于加速头皮血液循环，促进毛发生长。

6. 出现斑秃不要紧张，积极并耐心地配合专业医生治疗。

（二）药物治疗

1. 外用药物

（1）5% 米诺地尔溶液：可促进脱发区头皮毛细血管扩张，通过改善局部血液循环促进毛发生长。使用方法为每日 2 次，局部涂抹。适用于脱发面积较小稳定期 AA 患者，进展期 AA 应避免单独使用，常需与其他口服药物联合。不良反应主要是局部刺激症状和体毛增多，停药后均可逐渐消退。

（2）0.5% ~ 1% 蒽林软膏：具有抗炎和免疫抑制的作用。使用方法为局部涂抹，每日 1 ~ 2 次。不良反应主要是局部刺激症状。适用于病程较长患者。

（3）糖皮质激素外用或封包：强效或超强效糖皮质激素外用或封包是治疗轻中度 AA 的主要方法。常用药物有糠酸莫米松软膏、丙酸氯倍他索软膏以及卤米松软膏等。可用于进展期脱发区域，建议局部涂抹或封包，每日 1~2 次。若持续治疗 3~4 个月后未见明显疗效，需停止使用。不良反应主要有局部头皮萎缩变薄，严重者可发生凹陷，并发头皮感染，发生毛囊炎等。停药后大部分可缓解。若长期采用糖皮质激素封包治疗，应注意监测眼压，警惕患者发生青光眼。

（4）他克莫司软膏：能够抑制免疫反应，保护毛囊免于破坏；促进毛囊进入生长期，抑制其进入退行期。

（5）贝美前列腺素：可维持毛囊生长期并促进毛囊生长。

（6）糖皮质激素皮损内注射：适用于脱发面积较小或者眉毛等美容部位的成人患者。常用的药物有复方倍他米松注射液（浓度为2.33~3.50g/L或更低）和曲安奈德注射液（浓度为2.5~10.0g/L或更低），眉毛区域注射浓度应低于头皮。皮损内或者皮损边缘多点注射，每点间隔约1cm，每点注射量约0.1ml。注射深度为真皮深层至皮下脂肪浅层。复方倍他米松单次注射最大剂量不超过7mg，每3~4周注射1次；曲安奈德不超过40mg，每2~3周注射1次。若治疗3个月仍无毛发生长，需停止注射。不良反应主要有局部头皮萎缩变薄，严重者可发生凹陷、并发头皮感染、发生毛囊炎等。停药后大部分可缓解。若长期治疗，应注意监测眼压，警惕患者发生青光眼。

（7）局部免疫疗法：适用于其他治疗效果不佳、病程长的重型AA、全秃和普秃患者。使用的药物主要是接触致敏剂二苯基环丙烯酮和方酸二丁酯，需持续治疗3~6个月后评价疗效，据大量研究证实有效率为30%~50%。不良反应主要有局部接触性皮炎、色素沉着、发热、淋巴结肿大，部分患者可发生白癜风。

2.系统药物

（1）糖皮质激素：包括口服中小剂量泼尼松片和复方倍他米松肌肉注射。口服泼尼松剂量为≤0.5mg/(kg·d)，1~2个月毛发开始长出。待毛发全部长出后，可根据患者情况逐渐减量直至停用。也可以采用肌肉注射复方倍他米松系统，每次注射剂量为1ml（7mg），间隔3~4周注射1次，可根据患者病情和连续注射3~4次。采用糖皮质激素疗效好、起效快。长期使用副作用较多，停药后易复发，通常不作为常规治疗。仅用于病情发展较快的急性进展期以及脱发面积较大的中重度AA、全秃和普秃患者。

（2）免疫抑制剂：适用于病情严重、不能使用或糖皮质激素疗效不佳的患者，常用药物为环孢素，口服剂量≤3mg/(kg·d)。疗程6~12个月，治疗4个月疗效不明显则停药。

（3）复方甘草酸苷：具有抗炎作用，能够消除毛囊周围炎性细胞浸润；改善部血液循环，促进毛囊新陈代谢；增强患者的免疫功能，改善脱发症状。通常与其他治疗联合应用。

（4）肥大细胞稳定剂：通过抑制细胞膜钙通道，发挥治疗斑秃作用。常用药物有色甘酸二钠和奈多罗米等。

（5）地西泮：常用镇静药物，可用于治疗因精神神经因素引起的斑秃患者。

（6）生物制剂：阿巴西普、阿达木单抗、度普利尤单抗等已逐渐用于重型斑秃治疗，并取得较好疗效。

（7）其他药物：胸腺五肽、烟酸、非索非那定等。

（三）激光物理治疗

1.308nm准分子激光：其作用机制可能是促进AA部位毛囊周围T淋巴细胞凋亡、抑制炎症细胞因子和炎性介质的产生，从而抑制毛囊免疫反应。通常与外用或口服药物联合治疗AA可取得较好疗效。不良反应主要有治疗即刻轻微疼痛以及暂时性红斑。

2.窄谱紫外线（NB-UVB）光疗：具有免疫调节作用，保护毛囊免于免疫攻击；促进局部血液循环，加强毛囊对营养物质的吸收，从而促进头发生长。单独使用NB-UVB治疗AA疗效不佳，通常需与其他治疗方法联合。

3.长波紫外线（PUVA）光疗：即采用8-甲氧补骨脂素局部外用联合长波紫外线（UVA）照射治疗，能够抑制AA部位毛囊周围炎性细胞浸润以及抑制免疫反应。

4.低能量激光（LLLT）：可以通过局部热效应促进毛囊周围血管扩张，改善局部血液循环，上调部分生长因子、细胞因子等改善毛囊生长微环境，减轻毛囊炎症反应，同时促进毛囊细胞增殖、分化与迁移，加速毛囊细胞新陈代谢，刺激毛囊从休止期重新进入生长期，从而促进毛发生长。

5.点阵激光：治疗斑秃的机制可能为抑制局部炎症反应，促进毛发生长；在真皮内形成多个微创伤，可促进毛囊血流量增加，有利于毛发生长；激光打出大量的头皮微孔突破皮肤屏障，能够辅助药物的透皮吸收。包括非剥脱性点阵激光（常用1540nm和1550nm饵玻璃激光）和剥脱性点阵激光（常用CO_2点阵激光）两种。非剥脱性点阵激光具有皮肤损伤小、恢复期短等优点，但疗效较弱。剥脱性点阵激光疗效较好，但损伤大、穿透深、恢复期长，容易引起激光后色素沉着，点阵激光联合复方倍他米松或曲安奈德溶液导入治疗AA疗效优于单一治疗。激光治疗不良反应主要有红斑、刺痛、瘙痒等，修复期过后可自然消退。

6.滚针治疗：利用微针对皮肤造成损伤后，在激发伤口自我愈合过程中，增加了生长因子的释放，激活毛囊干细胞，促进毛囊细胞周围的血液循环，减少毛发脱落，促进毛发再生。滚针联合曲安奈德或复方倍他米松导入治疗AA可促进药物穿过皮肤屏障，增强药物疗效。微针治疗的副作用主要是局部红斑、疼痛、出血和感染。微针长度通常为0.5～2.5mm。

7.富血小板血浆疗法（PRP）：PRP中富含多种生长因子可刺激毛囊分化、增殖和生长。治疗方法是在脱发区域将PRP注射至头皮的真皮层，治疗间隔为1月注射1次，3～6次可见较好疗效。常见不良反应是注射部位轻微疼痛。

（四）中医治疗

包括中药内服法、中医外治法。针灸、梅花针、火针治疗通过刺激皮肤经络系统，促进局部血液循环，调整脏腑功能，通畅气血，从而达到促进毛囊细胞生长目的。

第四篇

皮肤美容治疗新进展

第一章　皮肤的保健与美容基础

皮肤是人体的天然外衣，随着人民物质水平的提高，人们也越来越重视精神生活。健康的皮肤不仅能够执行复杂的生理功能，还能给人体带来美感，使人看上去健康美丽、容光焕发、富有活力。因此，皮肤的保健与美容也越来越受到人们的重视。

一、皮肤的保健

（一）健康皮肤的性状

皮肤是人体的外部器官，其自身的营养与代谢与人体内部各系统组织器官的正常功能息息相关。因此，皮肤的健康也是整体健康的反应。皮肤性状的差异主要来源于遗传、年龄、性别、营养、内分泌变化、身体健康状态等因素。判断皮肤是否健康主要依据以下几个方面：

1.肤色：肤色决定因素主要包括皮肤内黑素的分布和含量、皮肤内血液循环、内分泌因素以及皮肤表面光线反射等。黄种人健康的皮肤标准应该是白里透红。

（1）黑素：皮肤黑素细胞的数量与功能决定黑素的多少。当皮肤创伤后炎症反应、紫外线等因素导致黑素合成增多就会出现皮肤色素沉着；白癜风患者皮损内黑素细胞消失，则出现色素脱失斑。

（2）皮肤血液循环：皮肤血流携氧量的多少是由皮肤血液循环状况决定的。携氧量充足则皮肤红润，营养不良、有系统性疾病、长期睡眠不足则皮肤暗沉、苍白。

（3）内分泌因素：内分泌的变化（生理性或病理性）可引起色素合成的改变，如妊娠时雌激素增加、甲状腺疾病分泌过多的垂体促黑素细胞激素，导致皮肤黑素合成增加，肤色变深。

2.光洁度：健康的皮肤表现为光洁、细腻；不健康的皮肤则表现为黯淡无光、质地粗糙。

3.纹理：健康的皮肤表面光滑细腻、纹理细小、表浅；老化皮肤或慢性湿疹等皮肤病可使真皮内纤维组织增生、变性，导致皮肤表面纹理粗大、增多。

4.弹性：健康的皮肤含水量和皮下脂肪适中，皮肤质地柔韧有弹性；老化的皮肤含水量减少、皮下脂肪萎缩，皮肤缺乏弹性。

5.湿润度：皮脂分泌与代谢正常时，可在皮肤表面形成皮脂膜，滋润皮肤；皮脂分泌过多或代谢障碍时，皮肤油腻；皮脂分泌过少则皮肤干燥、起皱。

6.皮肤的功能：正常的皮肤能够保持皮肤内外环境的平衡，从而延缓皮肤的老化。

（二）皮肤的类型

根据皮肤含水量、皮肤 pH 值、皮脂分泌状态以及皮肤对外界刺激的反应性不同，可将皮肤分为5种类型。

1.干性皮肤：角质层的含水量<10%，皮肤 pH 值>6.5，皮脂分泌量减少，表现为皮肤干燥、细纹增多、紧绷感、对外界刺激敏感，严重者发生皮肤皲裂、脱屑。干性皮肤可与先天性因素有关，也可因过多使用碱性洗洁用品、经常风吹日晒等后天因素所致。

干性皮肤者毛发亦干燥。

2.中性皮肤：为理想的皮肤类型。角质层含水量占20%左右，皮肤pH值为4.5~6.5，皮脂分泌量适中，表现为皮肤光滑细嫩，弹性好，既不干燥也不油腻，对外界刺激有较强的适应性。

3.油性皮肤：角质层含水量为20%左右，皮肤pH值<4.5，皮脂分泌较多，表现为皮肤油腻发亮、肤色较深、毛孔粗大。但此类皮肤弹性较好，不易起皱，通常对外界刺激不敏感。多见于中青年及肥胖者。油性皮肤与雄激素分泌旺盛、高脂高糖饮食等因素有关。易患毛囊炎、痤疮、脂溢性皮炎等皮肤病。油性皮肤者毛发亦多油光亮。

4.混合性皮肤：同时存在干性、中性及油性的一种皮肤类型。常表现为面中部（前额部、鼻头部、两侧鼻唇沟及下颏部）为油性皮肤，而双面颊、双颞部为中性或干性皮肤。躯干皮肤和毛发性状一般与头面部一致。

5.敏感性皮肤：皮肤对外界刺激较敏感，易出现红斑、丘疹、干燥、瘙痒等皮肤病表现。多见于过敏体质者。

（三）影响皮肤健康的因素

1.皮脂膜：是覆盖于皮肤表面半透明乳状薄膜。主要由皮肤表面皮脂、汗液以及表皮细胞分泌物乳化而形成的。内含有游离氨基酸、脂肪酸、固醇类、乳酸盐、尿酸和尿素等。

皮脂膜有以下功能：

（1）保湿功能：皮脂膜中游离氨基酸、乳酸盐等成分是天然保湿因子，起到皮肤保湿作用。

（2）保护功能：皮脂膜可以防止皮肤内部水分丢失，并且能够阻止外界有害物质进入皮肤。

（3）抗菌功能：皮脂膜可以抑制细菌在皮肤表面生长。皮脂膜状况受皮肤性质、年龄、性别、环境、洗涤习惯、健康状况等因素的影响，通常男性青年皮脂膜较厚，老年人皮脂膜较薄；冬季皮脂膜较厚，夏季较薄。

2.皮肤的酸碱度：皮肤的酸碱度由皮脂膜决定，健康皮肤偏酸性，pH值为5.5~7.0。过多接触碱性物质则会破坏皮肤的偏酸性环境。

3.皮肤的敏感性：皮肤类型不同对外界刺激的敏感性也不同，干性和敏感性皮肤易产生过敏反应。

4.理化及生物学因素：各种理化因素，如温度、湿度、紫外线、化妆品、外用药物等因素均可影响皮肤健康状态。如长期外用糖皮质激素药膏可引起皮肤敏感、炎症。

5.皮肤的老化：真皮胶原纤维和弹力纤维发生变性和减少，黑素合成增加，导致皮肤皱纹增多、松弛、肤色暗沉，并易发生皮肤肿瘤。

6.疾病的影响：甲状腺疾病、心血管疾病、肝炎、肾炎、恶性肿瘤等机体疾病都可影响皮肤外观和功能的改变。

7.其他因素：机体精神状态、营养状况、生活习惯、睡眠状况等都可以影响皮肤状态。

（四）皮肤的保健

1.养成良好的生活习惯

（1）保持情绪稳定和心情舒畅：皮肤健康与精神状态密切相关，乐观的心态可以维持副交感神经处于正常兴奋状态，使皮肤毛细血管扩张、血运营养充足、废物及时代谢，表现为肤色红润；抑郁焦虑的情绪可加快皮肤衰老，肤色黯淡。

（2）睡眠充足：晚上10点至凌晨2点是皮肤基底细胞代谢最旺盛的时间段。充足的睡眠时间和良好的睡眠习惯可促进皮肤代谢，维持皮肤正常功能。成人每天睡眠应保持6~8h，睡眠不足会影响皮肤正常更新代谢，从而导致肤色黯淡。

（3）合理饮食：食物中的蛋白质、维生素、微量元素、脂类、糖类是维持皮肤正常生理功能和代谢所必需的物质，因此饮食结构必须合理。维生素和微量元素缺乏，皮肤容易干燥、暗沉；大量饮酒和吸烟容易加速皮肤衰老。

（4）加强体育锻炼：经常进行体育锻炼可促进血液循环，增加皮肤血流携氧量，加速废物排泄，此外还可以增强皮肤对外界刺激适应能力，有利于皮肤保持健康状态。

2.加强皮肤保健

（1）清洁皮肤：大量残留在皮肤表面的灰尘、污垢、微生物、皮肤代谢物等可堵塞毛囊、皮脂腺及汗腺开口，诱发痤疮、面部皮炎等皮肤疾病，因此皮肤清洁非常重要。清洁剂的选择应根据皮肤类型，选择合适的产品。

（2）预防皮肤老化：日常生活中注意防晒，可根据个体皮肤特点选择适合的保湿、抗衰护肤产品。避免使用含有激素、砷、汞等成分的产品。

（3）头发的保健：应保持头发和头皮清洁，通常以每周洗头1~2次为宜，根据头发的油腻程度选择合适的洗发剂。

二、皮肤的美容

随着年龄的增长，皮肤会逐渐衰老，面部出现色斑、皱纹、皮肤松弛的衰老表现，传统常见的美容技术包括以下几种方式。

1.激光祛斑术

如波长532nm的Q激光可去除雀斑、咖啡斑等表皮层的色素斑；波长为1064nm的Q激光可以治疗太田痣等真皮层的色素斑；

波长为755nm的Q激光适合治疗褐青色痣等表皮及真皮交界的色素性疾病。

2.倒模面膜术

是将药物、理疗、按摩结合起来，达到面部皮肤增白、预防和淡化皱纹、皮肤保养以及治疗痤疮等皮肤病的美容方法。

3.除皱术

常用方法有面部肉毒杆菌毒素注射、胶原蛋白填充术、手术除皱及光子嫩肤术等。

第二章　常见皮肤问题美容治疗新技术

一、皮肤皱纹

（一）皮肤皱纹产生原因

主要由于皮肤的老化以及损伤造成。包括以下几种情况：

1.自然老化：人体皮肤通常在30岁以后随着皮肤老化逐渐出现皱纹。面部最早出现皱纹的部位是面上部1/3处，依次出现鱼尾纹、额纹和眉间纹、面下部皱纹（包括鼻唇沟纹和唇周皱纹）；最后出现颈阔肌纹。

2.地心引力作用：因为地心引力导致皮肤下垂，导致面部皱纹逐渐显现。

3.紫外线照射使皮肤发生光老化与光损伤。

4.面部表情肌过多收缩：因为面部表情肌长期运动，皮肤随之不断收缩，逐渐出现可恢复的动态皱纹，久而久之发展成不可恢复的静态皱纹，并且慢慢变深，变成深皱纹。

5.其他影响因素：包括人种、遗传因素、身体状况、营养、皮肤干燥、内分泌、生活习惯、护肤习惯等。

（二）皮肤皱纹产生的机制

1.表皮中自然保湿因子减少，皮肤保水能力减弱，水合不足，导致皮肤干燥，继而形成皱纹。

2.真皮内成纤维细胞减少，胶原纤维合成减少并排列紊乱，产生皱纹。

3.皮下脂肪组织逐渐萎缩，脂肪细胞容量减少，造成皮肤松弛，形成皱纹。

4.表情肌过度收缩，产生皱纹。

（三）皮肤皱纹改善方法

1.生物除皱术：包括 A 型肉毒杆菌毒素注射除皱、胶原注射除皱、羊胎素注射除皱。

2.激光类除皱术：包括点阵 CO_2 激光除技术、强脉冲光除皱术、射频除皱术、点阵像素激光除皱术、光动力疗法。

3.软组织填充：通过玻尿酸、自体脂肪、胶原蛋白等填充剂，填补容量组织缺失的较深皱纹。

4.手术除皱：通常用于治疗因皮肤松弛形成的深皱纹。包括皮下分离除皱、小切口拉皮手术、SMAS层皮下剥离除皱术等。

5.其他：包括光动力疗法、PPDO线雕、化学剥脱术等在皱纹治疗中都有一定作用。

6.中医抗衰：包括口服补益类中药汤剂、玉容散等外敷、足三里温灸、皮肤按摩等。

（四）预防皱纹的方法

1.注意养成良好的生活作息习惯，保证充足睡眠，不熬夜，保持愉悦的心情，避免过度劳累，不吸烟。

2.保持良好的饮食习惯，营养均衡，不酗酒。

3.采取正确的皮肤护理方式，注意防晒，补水保湿，选择适合皮肤的护肤品。

4.坚持适度运动。

二、肤色暗黄

肤色暗黄是指皮肤颜色晦暗无光泽，可以是皮肤老化的表现，也可以是皮肤处于亚健康状态的表现，当人体患有某些系统疾病时也可以表现为此征象。

（一）肤色暗黄原因

1. 皮肤老化。

2. 雌激素的减少。

3. 皮肤干燥。

4. 紫外线对皮肤的伤害。

5. 摄入过多含类胡萝卜素的食物。

6. 不良生活习惯，如熬夜、过度劳累、酗酒、吸烟等。

7. 慢性系统性疾病以及长期服用药物。

（二）肤色暗黄改善方法

1. 注重防晒，避免紫外线损害皮肤。

2. 加强保湿和护理。

3. 保持良好的生活习惯，避免熬夜，睡眠不足。

4. 避免摄入过量的含胡萝卜素的蔬菜、水果等食物。

5. 外用含有左旋维生素C、谷胱甘肽、传明酸等抗氧化制剂，具有抑制黑素合成、加速黑色素代谢作用。

6. 局部美容治疗：包括LED红光照射治疗、水光注射治疗、果酸疗法、强脉冲光治疗、超声波或电离子导入、射频微针、大光斑低能量的Q开关激光、冰晶飞梭（1540mm）激光治疗等。

三、皮肤干燥

（一）皮肤干燥原因

1. 皮肤衰老：随着年龄增长，皮脂分泌减少，皮肤保水能力下降，导致皮肤干燥。

2.地域的差别：地域环境干燥会直接导致皮肤的含水量较低。

3.气候变化：外界气候干燥、风沙较大，会导致皮脂腺和汗腺分泌减少，皮肤变得干燥、粗糙。

4.不良生活习惯：熬夜、过度疲劳、不规律的生活会使皮肤血液循环变缓慢，导致皮肤干燥及粗糙。

5.过度护肤：每日敷面膜，导致皮肤营养过多，皮肤屏障功能紊乱。

6.过度刺激：过度清洁、用过热的水清洗、使用去角质类产品等破坏皮脂膜，导致皮肤干燥。

（二）皮肤干燥改善方法

1.根据季节和气候的变化，调整合适的护肤品。

2.注意皮肤补水、保湿。

3.禁止使用去角质及磨砂类清洁类产品；避免清洁次数过多，一天1～2次即可；避免使用温度过热的水清洗皮肤。

4.多吃富含维生素和微量元素的新鲜蔬菜、水果，养成多饮水的好习惯。

5.局部美容治疗：包括超声波导入、射频导入、无针水光导入、中药面膜倒模技术及中药熏蒸技术等。

四、毛孔粗大

毛孔粗大是皮肤的毛孔表现为一种扩大状态，可伴有毛囊皮脂腺分泌旺盛、毛囊口堵塞。

（一）毛孔粗大原因

1.皮脂腺功能活跃：皮脂腺分泌旺盛，皮脂储留刺激毛囊皮脂腺导管，导管扩大排出油脂，导致毛孔粗大。

2.肌肤老化：皮肤松弛老化导致皮肤组织的萎缩，皮肤失去弹性，毛囊皮脂腺导管失去了外部压力，向外扩张逐渐增大；皮肤细胞老化，细胞内水分流失，导致皮肤干燥缺水，毛孔显现出来。

3.由不良习惯引起：如清洁不彻底、饮酒过度、挤压过度、不当护理皮肤及过度使用化妆品等。

（二）毛孔粗大的类型

1.角质型毛孔粗大：由于肌肤角质代谢不良，角栓不能及时排出毛孔，使毛孔开口阻塞，继而扩大；或因皮脂腺分泌旺盛，出油过多，大量皮脂不能及时排出，致毛孔逐渐扩大；清洁不到位，导致毛囊口皮脂、粉尘以及角质层代谢物堆积；过多食用油腻食物等，都会出现皮毛孔粗大及泛油光。其特征为脸上出油多，毛孔发黑。

2.缺水型毛孔粗大：当皮肤缺水时，角质层水分降低，毛孔开口处角质层会变得较薄，导致毛孔扩张。其特征为干性皮肤、干纹、鼻翼两侧毛孔粗大，使用乳液滋润皮肤后可缓解。

3.老化型毛孔粗大：随着年龄增长，皮肤逐渐衰老，真皮内胶原蛋白缺乏，肌肤无法得到有效支撑，使毛孔周围的肌肤松弛凹陷，毛孔扩张。特征：毛孔扩张呈现狭长状或水滴状。

（三）毛孔粗大改善方法

1.及时洁面去除油垢，卸妆要彻底。

2.多做有氧运动，运动可以促使皮肤血液循环，加快皮肤新陈代谢。

3.局部美容治疗：如光子嫩肤、黑脸娃娃镭射激光、像素激光、肉毒素注射等。

五、皮肤松弛

面部皮肤松弛是皮肤老化最严重的表现，主要是由于真皮内胶原纤维含量减少、破坏，皮肤失去正常的支撑结构；真皮弹性纤维扭曲变性、功能丧失，皮肤失去弹性。面部皮肤松弛常伴有皱纹、皮肤干燥、毛孔粗大等衰老表现。

（一）面部皮肤松弛主要原因

1.面部骨性支撑缺失：随着年龄增长，面部骨骼容量出现萎缩，皮肤的支撑力下降，导致皮肤松弛。

2.面部各种连接韧带逐渐变细、强度下降，松弛度增加，导致皮肤臃肿膨出。

3.面部骨骼肌体积缩小，肌张力下降。

4.面部皮下脂肪因衰老而萎缩、变薄，致使皮下软组织容积缺失，皮肤失去支撑而松弛。

5.遗传因素、外界环境等各种因素致使皮肤胶原蛋白减少。

6.快速减肥、营养缺乏等造成皮下脂肪流失，皮肤失去支持而导致松弛下垂。

（二）皮肤松弛改善方法

1.健康教育

（1）加强防晒，预防紫外线对皮肤的损伤。

（2）注重皮肤的补水保湿。

（3）日常可使用具有抗氧化、紧肤作用的护肤品。

（4）加强锻炼，避免过度减肥。

（5）营养要均衡，多食用含维生素和微量元素丰富的新鲜蔬菜和水果。

（6）养成良好的生活习惯。

2.局部美容治疗

（1）非手术治疗：适合轻度皮肤松弛患者。

①射频治疗：是治疗皮肤松弛最经典手段。包括点阵射频和单极、双极、多极射频治疗，通过促进皮下胶原纤维增生达到紧致皮肤目的。

②超声波导入：通过超声波导入抗衰药物，增加皮肤营养，减轻松弛。

③超声刀治疗：达到收紧皮肤的作用。

④强脉冲光、近红外光的光调作用，可以达到一定的紧致皮肤、对抗衰老作用。

⑤非剥脱性点阵激光以及微剥脱性点阵激光治疗。

⑥微针、射频微针及水光注射常用于紧肤嫩肤治疗。

⑦果酸、水杨酸等化学焕肤术。

⑧可吸收线的提拉技术。

（2）手术类：适合重度皮肤松弛患者。包括面部大拉皮手术、小切口或微创面部提升术，面部埋线悬吊提升术以及自体脂肪移植术等。

主要参考文献

[1]何黎.美容皮肤科学[M].北京:人民卫生出版社,2011.102-157.

[2]赵辨.中国临床皮肤病学[M].南京:江苏凤凰科学技术出版社,2010.1928-1933.

[3]顾华,罗雯,刘付华,等.无创性皮肤测试在黄褐斑临床分型中的应用及意义[J].皮肤病与性病,2012,34(2):69-70.

[4]赖来桂,许爱娥.几种色素减退性皮肤病的共聚焦激光扫描显微镜图像特点[J].中华皮肤科杂志,2011,44(4):273-275.

[5]刘峰,郭海霞.皮肤CT在皮肤病学的研究进展[J].中国中西医结合皮肤性病学杂志.2014,13(3):189-191.

[6]周展超.皮肤美容激光与光子治疗[M].北京:人民卫生出版社,2009.331-333.

[7]中国医师协会美容与整形医师分会毛发整形美容专业委员会.中国人雄激素性脱发诊疗指南[J].中国美容整形外科杂志,2019,30(1):前插2-前插6.

[8]中国中西医结合学会皮肤性病专业委员会色素病学组.黄褐斑的临床诊断和疗效标准(2003年修订稿)[J].中华皮肤科杂志,2004,37(7):440.

[9]何黎,刘玮.皮肤保健与美容[M].北京:人民卫生出版社,

2008:35.

[10] 中华医学会皮肤性病学分会玫瑰痤疮研究中心,中国医师协会皮肤科医师分会玫瑰痤疮专业委员会.中国玫瑰痤疮诊疗指南(2021版)[J].中华皮肤科杂志,2021,54(4):279-288.

[11] 何黎,郑捷,马慧群,等.中国敏感性皮肤诊治专家共识[J].中国皮肤性病学杂志,2017,31(1):1-4.

[12] 刘丽红,杨蓉娅.射频技术原理及在皮肤美容科的应用进展[J].中国激光医学,2018,17(4):293.

[13] 何黎.提高对敏感性皮肤的认识水平[J].中国皮肤性病学,2017,31(2):123-125.

[14] 吴文海,易帆,孟宏.敏感性皮肤评价方法[J].中华皮肤性病学,2019,52(4):275-278.

[15] 何黎.激素依赖性皮炎的临床表现及治疗进展[J].中国医学文摘(皮肤科学),2015,32(6):270-273.

[16] 丛林,廖勇,杨蓉娅.敏感性皮肤治疗进展[J].中国美容医学.2018,27(1):140-144.

[17] 李健,郝飞.玫瑰痤疮发病机制的研究进展[J].国际皮肤性病学,2015,41(1):15-18.

[18] 中国医师协会皮肤科医师分会皮肤美容亚专业委员会.中国玫瑰痤疮诊疗专家共识(2016)[J].中华皮肤科杂志,2017,50(3):156-161.

[19] 中国痤疮治疗指南专家组.中国痤疮治疗指南(2019修订版)[J].临床皮肤科杂志,2019,48(9):583-588.

[20] 涂平.痤疮治疗新进展:中国痤疮治疗共识会推荐治疗方案[J].中华皮肤科杂志,2003,36(7):421-422.

[21] 江弘婧,涂颖,何黎.痤疮的治疗进展[J].皮肤病与性病,2016,

38(1):30-32.

[22]赵辨.临床皮肤病学彩色图谱[M].南京:江苏科学技术出版社,2005:145.

[23]中国医师协会皮肤科分会美容专业组.激素依赖性皮炎诊治指南[J].临床皮肤科,2009,38(8):549.

[24]孙秋宁,刘洁.协和皮肤镜图谱[M].北京:人民卫生出版社,2015:106.

[25]李承新.黄褐斑需要长期防治与综合管理[J].中国美容医学,2019,5(28):2.

[26]何黎,王朝风,王家翠,等.黄褐斑的临床分型及实验研究[J].中华医学美容,1997,3(2):72-74.

[27]黄骏,许爱娥.反射式共聚焦显微镜联合皮肤镜在黄褐斑皮损黑素与血管评估中的应用[J].中华皮肤科杂志,2016,49(8):591-594.

[28]李晓雪,高星雅,蒋献,等.化学剥脱术在损容性皮肤病及面部年轻化中的应用[J].中华皮肤科杂志,2019,52(3):200-203.

[29]卢忠,乐百爽.点阵激光临床应用专家共识[J].实用皮肤病学,2018,11(6):321-324.

[30]中国中西医结合学会皮肤性病专业委员会色素病学组.白癜风治疗共识(草案)修改稿[J].中华皮肤科杂志,2007,40(1):18.

[31]中国中西医结合学会皮肤性病专业委员会色素病学组.黄褐斑和白癜风的诊疗标准(2010年版)[J].中华皮肤科杂志,2010,43(6):373.

[32]中国中西医结合学会皮肤性病学分会皮肤影像学组.色素障碍性和感染性皮肤病的伍德灯诊断专家共识[J].中国麻风皮肤病,2017(5):201-204.

［33］中国中西医结合学会皮肤性病专业委员会色素病学组.白癜风诊疗共识(2018版)［J］.中华皮肤科杂志,2018,51(4):247-250.

［34］中华医学会皮肤性病学分会毛发学组,中国雄激素性秃发诊疗指南［J］.临床皮肤科,2014,433:182-185.

［35］中华医学会整形外科学分会.女性雄激素性脱发诊断与治疗中国专家共识［J］.中华整形外科,2022,38(5):481-492.

［36］张璐璐,王志朋,张栋益.雄激素性脱发的非手术治疗进展［J］.中国临床医生,2020,48(9):1028-1031.

［37］章星琪.皮肤镜在脱发疾病中的应用［J］.临床皮肤科杂志,2014,43(8):505-508.

［38］中西医结合学会皮肤性病学专业委员会皮肤影像学亚专业委员会.毛发疾病皮肤镜诊断专家共识［J］.中国麻风皮肤病,2016,32(3):129-132.

［39］中华医学会皮肤性病学分会毛发学组.中国斑秃诊疗指南(2019)［J］.临床皮肤科杂志,2020,49(2):69-72.